神经内科新进护士
规范化培训教程

|主编| 尹丽红　何慧　刘莉

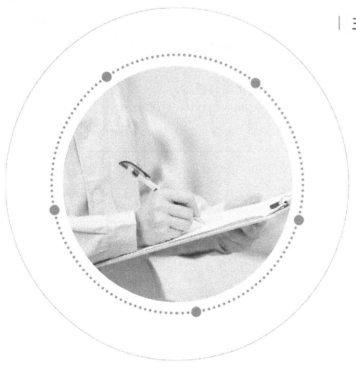

SHENJING NEIKE
XINJIN HUSHI
GUIFANHUA PEIXUN JIAOCHENG

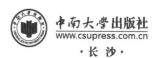

中南大学出版社
WWW.csupress.com.cn
·长沙·

图书在版编目(CIP)数据

神经内科新进护士规范化培训教程／尹丽红，何慧，
刘莉主编. 长沙：中南大学出版社，2024.7.

ISBN 978-7-5487-5885-3

Ⅰ．R473.74

中国国家版本馆 CIP 数据核字第 2024Z8T977 号

神经内科新进护士规范化培训教程

SHENJING NEIKE XINJIN HUSHI GUIFANHUA PEIXUN JIAOCHENG

尹丽红　何慧　刘莉　主编

□出 版 人	林绵优		
□责任编辑	王雁芳		
□责任印制	李月腾		
□出版发行	中南大学出版社		
	社址：长沙市麓山南路		邮编：410083
	发行科电话：0731-88876770		传真：0731-88710482
□印　　装	广东虎彩云印刷有限公司		

□开　　本	787 mm×1092 mm 1/16	□印张 14	□字数 348 千字
□版　　次	2024 年 7 月第 1 版	□印次 2024 年 7 月第 1 次印刷	
□书　　号	ISBN 978-7-5487-5885-3		
□定　　价	88.00 元		

图书出现印装问题，请与经销商调换

编委会

◎ **主 审**

胡治平　张　洁

◎ **主 编**

尹丽红　何　慧　刘　莉

◎ **副主编**

吴小妹　曾　艳　杨　姣　王　滔

张　平　杨　群　王　琴

◎ **编　委**（按姓氏笔画排序）

王　燕	王灿飞	王超群	仇铁英
方春华	尹炜凡	石元姐	龙　霞
申金梅	朱　莉	朱佳华	刘　丹
刘雪群	杨　丽	李　文	肖　涵
邱华丽	何佳霖	张冬梅	张寒霜
陈　婷	欧文娟	易容芳	罗莹莹
周　雯	周玉洁	胡　青	盛丽娟
彭康林	彭德珍	葛丽特	程顺花
童　平	曾　志	曾　欣	曾湘菊
谢思珺	詹　琼		

前言

Foreword

在医学领域，神经内科作为研究和治疗神经系统疾病的专门学科，承载着极为重要的任务。神经内科护士作为这一领域不可或缺的力量，不仅需要具备扎实的医学基础知识，还需掌握专业的护理技能与人文关怀。因此，为了进一步提高神经内科护士的专业素养，我们特编写了这本规范化培训教材。

本教材旨在为广大神经内科护士提供一个全面、系统、实用的学习平台，包括专业知识和专业技能两个方面，帮助其掌握神经内科疾病的基本知识、诊断方法、治疗方案、护理要点及专科技能。通过学习本书，读者能够更好地理解神经内科疾病的发病机制、临床表现及护理原则，提高临床护理工作的质量和水平。

本教材在编写过程中，充分借鉴了国内外神经内科护理领域的最新研究成果和实践经验，并结合我国神经内科护理工作的实际情况，力求做到既符合国际标准，又贴近临床实际。同时，我们还邀请了多位在神经内科领域具有丰富经验和深厚造诣的专家担任顾问，对本教材的内容进行了严格的审核和把关，确保了其科学性和权威性。

此外，本教材在结构上采用了模块化的编写方式，便于读者根据自己的需求进行有针对性的学习。各章节之间既相互独立，又紧密联系，形成了一个完整的知识体系。

　　我们相信,通过学习本教材,读者将能够不断提升自己的专业素养和技能水平,为神经内科患者提供更加优质、高效的护理服务。我们也希望本书能够为神经内科护理领域的发展作出贡献,推动我国神经内科护理工作的进步。

　　最后,我们衷心感谢所有参与本教材编写和审稿的专家和学者,感谢他们对本教材的大力支持和无私奉献。我们也期待广大读者在使用本教材的过程中提出宝贵的意见和建议,以便我们不断完善和提高。

　　让我们携手共进,为神经内科护理事业的繁荣发展而努力!

编　者

2024 年 5 月

目 录

Contents

第二篇　专科技能篇

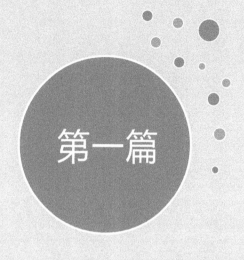

第一篇

专科理论篇

第一章
神经系统功能评估

一、病史采集

神经系统的某些疾病发展到严重程度可影响患者的语言、思维、记忆、情感，甚至导致意识障碍，这给病史采集带来许多困难。为了采集完整的病史，护士应耐心、细致、认真地向患者及其家属、朋友或同事询问有意义的线索。

1.现病史

现病史包括：发病时间、起病方式、致病原因和诱发因素；主要症状和体征出现的时间顺序以及病情演变中的内在联系；过去的治疗方法及疗效。了解过去整个病程大概的情况，了解是否有容易出现的一些症状和体征，如头痛、呕吐、失语、抽搐、视力障碍、感觉运动异常等，以便为诊断提供依据。

2.既往史

既往史包括询问患者有无神经系统相关的疾病，如高血压病、高脂血症、糖尿病、冠心病、脑炎、结核病、甲状腺功能亢进(甲亢)、血液病等；头部是否受过外伤；是否有感染或中毒病史；是否患过恶性肿瘤和寄生虫病等，这些对诊断疾病有一定的参考意义。

3.生活史和家族史

(1)生活史：了解患者的生长发育史和主要经历，工作、学习、生活与睡眠是否有规律性，了解患者的日常生活活动能力，是否需要提供辅助性质的帮助，以及有无动物喂养史。询问患者平日的饮食习惯及食欲，有无烟酒嗜好，吸烟的年数及量，饮酒的年数、种类及每天的量，有无特殊饮食喜好及生食水产史。

(2)家族史：了解家族成员是否患有高血压病、高脂血症、糖尿病、冠心病及脑血管病病史，以及结核病、寄生虫病或某些遗传病。

4.心理社会状况

(1)疾病知识：患者对疾病的性质、防治及预后知识的了解程度。

（2）心理状况：了解疾病对患者日常生活、学习和工作的影响，患者能否面对现实、适应角色转变，有无焦虑、恐惧、抑郁、孤独、自卑等心理反应及其程度。了解患者的性格特点、人际关系和环境适应能力。

（3）社会支持系统：了解患者的家庭组成、经济状况、文化教育背景；家属对患者的关心、支持以及对患者所患疾病的认识程度；了解患者的工作单位或医疗保险机构所能提供的帮助或支持情况；患者出院后的继续就医条件，居住地的社区卫生保健资源或继续康复治疗的可能性。

二、意识水平评估

意识是指机体对自身和周围环境的刺激作出应答反应的能力。意识的内容为高级神经活动，包括定向力、感知力、注意力、记忆力、思维、情感和行为等。

1.意识障碍

意识障碍是指个体对外界环境刺激缺乏反应的一种精神状态。意识障碍多为高级神经功能受损所致。临床上常通过患者的言语反应、对针刺的痛觉反应、瞳孔对光反射、吞咽反射、角膜反射等来加以判断，并进行分类。按其深浅程度或特殊表现分为嗜睡、昏睡、昏迷、意识模糊、谵妄状态、去大脑皮质综合征等。

（1）嗜睡：是一种程度最浅的意识障碍，患者经常处于睡眠状态，给予轻微的刺激即可被唤醒，醒后意识活动接近正常，但对周围环境的鉴别能力较差，反应迟钝，刺激停止后又复入睡。

（2）昏睡：较嗜睡更重的意识障碍，患者处于沉睡状态，正常的外界刺激不能使其觉醒，须经高声呼唤或较强烈的刺激方可被唤醒，停止刺激后又很快入睡。

（3）昏迷：是一种最严重的意识障碍。昏迷按严重程度可分为三级。

1）浅昏迷：意识丧失，仍有较少的无意识自发动作。患者生命体征无明显改变。

2）中昏迷：对外界的正常刺激均无反应，自发动作很少。患者生命体征已有改变。

3）深昏迷：对外界的任何刺激均无反应，全身肌肉松弛，无任何自主运动。患者生命体征有明显改变，呼吸不规则，血压测不出或有下降。

（4）意识模糊：表现为注意力减退，定向障碍，情感反应淡漠，随意活动减少，语言缺乏连贯性，对外界刺激可有反应，但低于正常水平。

（5）谵妄状态：表现为注意力涣散，定向障碍，语言增多，思维不连贯。常有幻觉、错觉、睡眠周期紊乱等，以及紧张、恐惧和兴奋不安，甚至可有冲动和攻击行为。

（6）去大脑皮质综合征：表现为意识丧失，但睡眠和觉醒周期存在，能无意识地睁眼、闭眼或转动眼球，但眼球不能随光线或物品转动，貌似清醒但对外界刺激无反应。

2.意识障碍的程度

通过与患者交谈，了解其思维、反应、情感活动、定向力等。必要时可通过痛觉检查、角膜反射、瞳孔对光反射等判断意识障碍的程度。可按格拉斯哥昏迷量表（Glasgow coma scale，GCS)对意识障碍的程度进行测评。评分项目包括睁眼反应、运动反应和语言反应。分别测评 3 个项目并予以计分，再将各项目分值相加求其总分，即可得到意识障碍程度的客观评分。GCS 15 分为完全清醒，12~14 分为轻度意识障碍，9~11 分为中度意识障碍，8 分及以下为昏迷。评估时应注意运动反应的刺激部位，以上肢为主，以最佳反应记分。

三、瞳孔评估

瞳孔为虹膜中央的孔洞。检查瞳孔的形状、大小，双侧是否等大等圆，对光反射是否正常等。正常瞳孔呈圆形、直径为 2~5 mm，双侧等大等圆，受到光线刺激后双侧瞳孔立即缩小，移开光源后瞳孔迅速复原。

异常发现有以下几种。

(1)瞳孔形状改变：青光眼或眼内肿瘤时，瞳孔呈椭圆形，虹膜粘连时形状可不规则。

(2)瞳孔大小改变：瞳孔缩小见于虹膜炎症、有机磷农药中毒，以及毛果芸香碱、吗啡、氯丙嗪等药物反应。瞳孔扩大见于外伤、颈交感神经受刺激、青光眼、视神经萎缩，以及阿托品、颠茄、可卡因等药物反应。双侧瞳孔大小不等提示颅内病变，见于脑外伤、脑肿瘤、中枢神经梅毒、脑疝等。

(3)对光反射改变：瞳孔对光反射迟钝或消失，见于昏迷患者。双侧瞳孔散大，伴对光反射消失，为濒死的表现。

四、肌力评估

1.评估方法

判断四肢肌力：一般是由远端向近端逐一关节地检查其运动力量的大小、幅度及速度。检查时应注意与正常生理相鉴别(如个体差别及左、右臂力的差别)，特别应注意早期的轻瘫，如手部小肌肉的力量减弱等。

(1)握力：嘱患者用全力紧握检查者的手指，检查者则用全力抽出被握的手指，测患者的握力。

(2)手部各小肌肉的力量：嘱患者用力做分指、并指、对指等动作，检查者用力做对抗的动作，测患者手部各小肌肉的力量。

(3)肌力：嘱患者用力屈伸，检查者用全力对抗其屈伸，测腕、肘及下肢各关节的活动度以判断肌力。

2.肌力分级

一般按肢体活动的程度，将肌力分为 6 级。

0 级：肌力完全丧失。

Ⅰ级：可见肌肉收缩，但无肢体运动。

Ⅱ级：在去除地心引力的影响后，肢体可做主动运动。

Ⅲ级：可克服地心引力做有限的主动运动。

Ⅳ级：能做抵抗阻力的运动，但力量不足。

Ⅴ级：正常肌力。

3. 异常发现

瘫痪：自主运动时，肌力减退称不完全性瘫痪，肌力消失称完全性瘫痪。不同部位或不同组合的瘫痪分别命名如下。

（1）单瘫：为单一肢体瘫痪，多见于脊髓灰质炎。

（2）偏瘫：为一侧肢体瘫痪，伴有同侧脑神经损害，见于脑出血、脑动脉血栓形成、脑栓塞、脑肿瘤等。

（3）截瘫：多为双侧下肢瘫痪，见于脊髓外伤、炎症等导致的脊髓横贯性损伤。

（4）交叉瘫：为一侧脑干损害导致的同侧周围性脑神经麻痹及对侧肢体的中枢性偏瘫。

五、反射评估

反射是神经活动的基础，靠完整的反射弧来实现。神经系统存在早期损害时即可出现反射变化。反射检查也是神经系统的一项重要检查，无论是成人还是儿童，清醒者还是意识障碍者，都可查出较客观的结果。反射评估时，也应注意"两侧对比"这一原则，两侧反射的不对称较反射强弱的变化更具有诊断意义。

1. 深反射

深反射即本体反射，是刺激作用于肌肉、肌腱、骨膜和关节的本体感受器而引起的反射。

（1）深反射减退或消失：表示反射弧的中断或受抑制。多为器质性病变，见于末梢神经炎、神经根炎、脊髓前角灰质炎等。骨关节病和肌营养不良时，深反射也可减弱或消失。

（2）深反射亢进：深反射亢进的表现是刺激阈降低，反应速度加快，运动力与幅度增大，肌肉收缩时间延长。深反射亢进常为上运动神经元瘫痪的表现。

2. 浅反射

刺激皮肤或黏膜所引起的反射称为浅反射。

（1）角膜反射：直接角膜反射消失，间接角膜反射存在，见于该侧面神经瘫痪；直接角膜反射和间接角膜反射均消失，见于三叉神经病变。角膜反射完全消失，见于深昏迷患者。

（2）腹壁反射：可因急腹症、膀胱胀满、妊娠后期、皮下脂肪增厚及年老腹壁过分松弛而消失，此时不具有神经系统损伤的定位诊断。双侧上、中、下腹壁反射均消失，见于昏迷或急腹症患者。一侧腹壁反射消失，见于同侧锥体束损害。

（3）提睾反射：正常人双侧提睾反射可以不对称。双侧反射消失，见于腰髓 1~2 节病损。一侧反射减弱或消失，见于锥体束损害。局部病变如腹股沟疝、阴囊水肿等也可影响提睾反射。

3. 病理反射

当存在锥体束损害以及在休克、昏迷、麻醉时，大脑会失去对脑干和脊髓的抑制作用，所出现的异常反射称为病理反射，也称锥体束征。此类反射多属于原始的脑干和脊髓反射。1 岁半以内的婴幼儿由于神经系统发育未完善，也可出现，但不属于病理性的。依据检查方法的不同，病理反射临床常用的检查有以下几种。

（1）Babinski 征：患者仰卧，髋及膝关节伸直，检查者手持患者踝部，用棉签杆沿患者足底外侧缘，由后向前划至小趾根部再转向内侧。阳性表现为踇趾背伸，其余四趾呈扇形展开。见于锥体束损害。

（2）Oppenheim 征：患者仰卧，两下肢伸直，检查者将拇指和食指置于患者的胫骨前缘上端，沿患者胫骨前缘用力由上向下滑压，直到踝关节上方。阳性表现同 Babinski 征。

4. 脑膜刺激征

脑膜刺激征为脑膜受激惹的表现，见于各种脑膜炎、蛛网膜下腔出血、脑脊液压力增高等。常见的脑膜刺激征有以下几种。

（1）颈强直：患者仰卧，以手托扶患者枕部做被动屈颈动作以检查颈肌抵抗力，若抵抗力增强则为颈强直。除颅内、脊髓病变外，颈强直也见于颈椎或颈部肌肉局部病变。

（2）Kernig 征：患者仰卧，先将一侧髋关节屈成直角并保持不变，再用手使患者小腿尽量上抬、伸膝，正常膝关节可伸达 135°。阳性表现为伸膝受限并伴有疼痛与屈肌痉挛。

（3）Brudzinski 征：患者仰卧，下肢自然伸直。检查者一手置于患者胸前以维持胸部位置不变，另一手托其枕部使头部前屈，如出现双膝关节和髋关节同时屈曲，则为阳性。

六、脑神经功能评估

脑神经共有 12 对，除嗅、视神经外，其余神经依次位于脑干内的不同平面，脑神经自颅底相应裂孔出颅，脑干内或颅底病变易引起脑神经损伤。

1. 嗅神经

（1）嗅神经的检查：是利用患者日常接触到的，易挥发气味而无刺激性的物体（例如香烟、香皂、牙膏、茶叶等物品），分别检查患者双侧嗅觉，以判定嗅觉是正常、迟钝还是消失。

（2）异常发现：患者无法嗅到气味即为嗅觉缺失，能嗅到气味但无法辨别，则为嗅觉不良。发现患者有嗅觉不良或缺失时，应该区分是鼻腔病变还是嗅神经病变所致。嗅觉改变常提示同侧嗅神经损伤，见于颅脑创伤、前颅凹占位性病变等。鼻黏膜炎症或萎缩也可引起嗅觉减退。

2. 视神经

视神经检查内容包括视力、视野和眼底。

(1)视力:视力分为远视力和近视力,后者通常指阅读能力。视力检查可初步判断有无近视、远视、散光,或器质性病变如眼底病变、白内障等。

(2)视野:视野是指患者一侧眼睛平视前方所能看到的最大范围。如患者视野变小或异常时,应进一步用视野计做精确检查。视神经通路损害可出现多种类型的视野缺损。

(3)眼底:眼底检查需借助检眼镜方可进行,主要观察项目为视神经乳头、视网膜血管、黄斑区和视网膜各象限。

异常发现:视盘水肿,常见于颅内肿瘤、脑脓肿、外伤性脑出血、脑膜炎、脑炎等导致的颅内压增高时。高血压病、动脉硬化、糖尿病、慢性肾炎等均可引起视乳头及视网膜血管的特征性改变。视神经萎缩表现为视力减退或消失,瞳孔扩大,对光反射减弱或消失。

3. 动眼神经、滑车神经、外展神经

这三对神经都是支配眼球运动的。当支配眼球运动的神经麻痹时,会出现眼球运动障碍伴复视。支配眼肌运动的神经麻痹时所引起的斜视称为麻痹性斜视,多为脑外伤、脑炎、脑膜炎、鼻咽癌、脑脓肿等所致。眼球震颤指眼球有规律地快速往返运动,自发的眼球震颤见于耳源性眩晕或小脑疾病。

4. 三叉神经

三叉神经是混合神经,包括感觉和运动功能,是脑神经中最大的神经。其感觉纤维分布于面部皮肤及眼、鼻、口腔黏膜;运动纤维主要支配咀嚼肌和颞肌。

异常发现:患侧咀嚼肌肌力减弱或出现萎缩,张口时下颌偏向患侧,见于一侧三叉神经运动纤维受损。

5. 面神经

检查时先观察患者两侧额纹、眼裂、鼻唇沟及口角是否对称,再嘱患者做皱额、闭眼、露齿、鼓腮和吹口哨动作,观察两侧是否对称。

异常发现:周围性面瘫表现为患侧额纹减少、眼裂较大、鼻唇沟变浅,不能皱额、闭眼,露齿时口角歪向健侧,鼓腮及吹口哨时病侧漏气。中枢性面瘫表现为健侧下半部分面肌无力、鼻唇沟变浅、口角下垂,而皱额和闭眼无明显影响。

6. 位听神经

(1)听力:听力减退见于外耳道有耵聍或异物、听神经损害、局部或全身血管硬化、中耳炎等。

(2)前庭功能:询问患者有无眩晕、平衡失调,检查有无自发性眼球震颤。

异常发现:出现上述症状提示前庭神经病变。

7. 舌咽、迷走神经

先询问患者是否有声音低哑、吞咽困难和饮水呛咳，再嘱患者张口发"啊"音，观察两侧软腭上抬是否有力、对称，腭垂有无偏斜。

异常发现：一侧神经受损时，该侧软腭上提减弱，腭垂偏向健侧。舌后 1/3 味觉减退为舌咽神经功能损害。

8. 副神经

观察胸锁乳突肌和斜方肌有无萎缩。检查者将一手置于患者腮部，嘱患者对抗阻力转颈，以测试胸锁乳突肌的肌力。将两手置于患者双肩并向下压，嘱患者对抗阻力耸肩，以测试斜方肌的肌力。

异常发现：副神经损害时，可出现一侧肌力下降或肌萎缩。

9. 舌下神经

检查时嘱患者伸舌，观察有无舌偏斜、舌肌萎缩或颤动。

异常发现：单侧舌下神经麻痹时，伸舌时舌尖向患侧偏斜，常见于脑血管病变；双侧舌下神经麻痹时，舌不能伸至口外，伴语言及吞咽困难。

第二章

神经系统常见症状及护理

第一节　意识障碍

意识是个体对周围环境及自身状态的感知能力。意识障碍包括觉醒度改变和意识内容改变两方面。前者表现为嗜睡、昏睡和昏迷；后者表现为意识模糊和谵妄等。

【分型】

1. 以觉醒度改变为主的意识障碍

（1）嗜睡：是意识障碍的早期表现。患者表现为睡眠时间过度延长，但能被叫醒，醒后可勉强配合检查及回答简单问题，停止刺激后患者又继续入睡。

（2）昏睡：是一种比嗜睡更严重的意识障碍。患者处于沉睡状态，正常的外界刺激不能使其觉醒，须经高声呼唤或较强烈刺激方可唤醒，停止刺激后又很快入睡。

（3）昏迷：是一种最严重的意识障碍。昏迷按严重程度可分为三级。

1）浅昏迷：意识丧失，仍有较少的无意识自发动作。患者生命体征无明显改变。

2）中昏迷：对外界的正常刺激均无反应，自发动作很少。患者生命体征已有改变。

3）深昏迷：对外界的任何刺激均无反应，全身肌肉松弛，无任何自主运动。患者生命体征有明显改变，呼吸不规则，血压测不出或有下降。

2. 以意识内容改变为主的意识障碍

（1）意识模糊：表现为注意力减退，定向障碍，情感反应淡漠，随意活动减少，语言缺乏连贯性，对外界刺激可有反应，但低于正常水平。

（2）谵妄状态：患者对周围环境的认识及反应能力均有下降，表现为注意力涣散，定向障碍，语言增多，思维不连贯。常有幻觉、错觉、睡眠周期紊乱等，以及紧张、恐惧和兴奋不安，甚至可有冲动和攻击行为。

3.特殊类型的意识障碍

（1）去大脑皮质综合征：表现为意识丧失，但睡眠和觉醒周期存在，能无意识地睁眼、闭眼或转动眼球，但眼球不能随光线或物品转动，貌似清醒但对外界刺激无反应。二便失禁。四肢肌张力增高，双侧锥体束征阳性。身体姿势为上肢屈曲内收，腕及手指屈曲，双下肢伸直，足屈曲。

（2）无动性缄默症：较少见。患者能注视周围环境及人物，貌似清醒，但不能活动或言语，大小便失禁。肌张力减低，无锥体束征。任何刺激都不能改变其意识状态，存在睡眠觉醒周期。

（3）植物状态：患者对外界和自身的认知功能全部丧失，呼之不应，不能与外界交流，有自发性或反射性睁眼，偶可发现视物追踪，可有无意义哭笑，存在吸吮、咀嚼和吞咽等原始反射。

【护理问题】

（1）有压力性损伤的风险。
（2）有误吸的风险。
（3）有受伤的风险。
（4）发生排便模式的变化。
（5）有失用综合征的风险。
（6）潜在并发症：颅内压增高、肺部感染、泌尿系感染、下肢深静脉血栓、肢体挛缩等。

【护理措施】

1.一般护理

（1）病情观察。

1）密切关注原发病的进展情况，关注引起意识障碍的病因或诱发因素。动态、正确地评估患者的意识障碍程度，观察患者对各种刺激的反应，随时呼唤患者姓名。如果患者出现意识障碍加重，瞳孔进行性散大，对光反应迟钝或消失，呼吸、脉搏不规则，血压不稳定时，考虑脑疝形成，应及时通知医生，并迅速准备好急救药品。

2）严密观察意识和生命体征的变化，定时监测、记录患者的体温、脉搏、呼吸、血压，依据病情 30~60 min 观察一次并记录。意识障碍的病因较多，主要应针对病因进行预防。如果发现患者处于嗜睡、意识模糊等意识障碍早期阶段，应高度重视，及时对症处理，防止因疾病进展而进入昏迷期。

（2）保持呼吸道通畅，预防肺部感染。

1）密切注意患者的呼吸情况，随时观察监护仪显示的血氧饱和度值以及血气分析结果。每 2 h 为患者翻身拍背 1 次，及时清除呼吸道分泌物。如呼吸道不畅通、缺氧加重，必要时转至神经内科重症医学病房(intensive care unit，ICU)行气管插管/切开或使用呼吸机辅助呼吸。

2)气管切开患者护理：保持气道湿润，可遵医嘱使用药物定时进行雾化吸入。清除气道分泌物，按需吸痰，吸痰动作应轻柔，每次吸痰时间不超过 15 s，避免过度吸引而刺激呼吸道黏膜，增加气道损伤，造成低氧血症。

2.饮食护理

可以进食的意识障碍患者，应合理、均衡地摄入各种营养物质，忌食辛辣刺激性食物，慎食肥甘油腻食物。不能自主进食的意识障碍患者，可通过给予肠内营养或肠外营养来补充机体的需要量。

3.生活护理

(1)保持口腔清洁：口腔护理可以预防口腔炎、肺部感染的发生。应常用生理盐水或者漱口水、棉球清洁口腔，每日 2~3 次。对张口呼吸的患者，可用双层湿纱布覆盖其口唇部。为防止口唇干裂，可在口唇上涂甘油或润唇膏。

(2)眼睛的护理：昏迷患者眼睑闭合不全，导致角膜外露，有可能发生角膜炎、角膜溃疡和结膜炎。眼睑闭合不全时，可用纱布覆盖双眼或戴眼罩。

(3)维持正常排便排尿：意识障碍患者无法控制排尿，可留置导尿管，尿袋的位置应低于膀胱，防止尿液回流导致逆行感染。及时清洁尿道口分泌物，每日擦洗会阴 2 次，保持会阴部清洁。注意观察尿液的量、颜色、性质以及有无絮状物等，发现异常时应及时报告医生。嘱便秘患者多食用粗纤维食物，按摩下腹部以促进排便，必要时使用开塞露辅助排便。

4.皮肤护理

入院时对患者进行压力性损伤的风险评估，如有风险，予以气垫床防受压。骨突处可用减压敷料保护，勤翻身。观察患者受压部位皮肤有无发红、苍白并每日评估，严格交接班。保持患者床单位及衣物的清洁、平整。搬动患者时，避免拖、拉、推等动作，防止擦伤患者的皮肤。

5.安全护理

护工 24 h 陪护，拉好床栏，避免跌倒坠床。对躁动或谵妄患者，可予以保护性约束。

6.用药护理

了解药物的不良反应，观察患者用药后的反应。嘱患者遵医嘱服药，不可自行停药或调整剂量。

7.康复护理

防止瘫痪肢体肌肉挛缩、关节僵硬畸形。每次翻身后，将患者的肢体摆放于功能位。对长期卧床的患者，指导其家属掌握预防压力性损伤及肺部感染的方法。

8. 心理护理

热情、耐心地对待患者,做好心理疏导工作。加强与患者及家属的沟通,进行必要的健康教育,改变患者的消极态度,使其树立乐观积极的心态,帮助患者建立战胜疾病的勇气和信心。

第二节　认知障碍

认知是指人脑接受外界刺激,经过加工处理,转换成内在的心理活动,从而获取知识或应用知识的过程。它包括记忆、语言、视空间、执行、计算和理解判断等方面。认知障碍是指上述认知域中的一项或者几项受损。当上述认知域有两项或两项以上受累,并影响个体的日常或社会能力时则是痴呆。临床上,根据认知障碍的程度不同分为轻度认知障碍和痴呆等。

【分型】

1. 轻度认知障碍

轻度认知障碍(mild cognitive impairment,MCI)是一种认知障碍综合征,是介于正常衰老和痴呆之间的一种中间状态,其特点为认知功能减退而日常能力没有受到明显影响。

2. 痴呆

痴呆(dementia)是由于脑功能障碍而产生的获得性、持续性智力损害综合征,可由脑退行性病变引起,也可由其他原因引起。较轻度认知障碍患者而言,痴呆必须有两项或者两项以上的认知域受损,并导致患者的日常或社会能力明显减退。

3. 血管性认知障碍

血管性认知障碍(vascular cognitive impairment,VCI)是一种由多种血管原因引起的包括痴呆和轻度认知障碍在内的所有血管性认知损害。认知障碍可以突然出现,也可隐匿起病,表现为记忆力下降,抽象思维、判断力损害,伴个性改变,但日常生活能力基本正常。

【护理评估】

1. 评估量表

一般使用简易智力状态检查量表和蒙特利尔认识评估量表。

2.病情评估

病情评估包括记忆障碍评估、失语评估、视空间障碍评估、执行功能障碍评估、计算力障碍评估、失认评估、失用评估。

【护理问题】

(1)记忆受损。
(2)有走失的风险。
(3)有漏服、错服药物的风险。
(4)自理能力缺陷。

【护理措施】

1.一般护理

(1)病情监测：定期对患者进行精神心理方面的评估，通过格式化的问卷和量表评估患者各项认知域的功能、生活能力、情感状态和精神状况等，从而监测病情进展、评估治疗效果和调整治疗方案。

(2)加强安全护理：住院期间防走失、防烫伤。在患者床头粘贴"谨防走失""谨防烫伤"标识，提醒当班护士该患者存在的安全隐患。入院时将患者安置在距离护士站最近的病房，确保患者离开病房时护士能及时发现。留一名家属24 h陪护在患者身边，保证患者不离开家属的视线。护士做好交接班工作，明确观察重点。

(3)居家环境设置：让患者在熟悉的环境中生活，避免频繁更换住所。室内物品摆放位置固定，不要随意挪动。居室宽敞，光线充足，室内设施简单，无障碍物，以免被绊倒。睡床尽量离卫生间近。居室及卫生间地面干燥并安装扶手。照护者协助患者学会使用辅助器具，例如老花镜、放大镜、助行器、拐杖、助听器等。

(4)家务安全：生活中处处标注小提示。如在水龙头上面粘贴"热、冷"标识；天然气灶上方的墙壁上粘贴"关火、危险"标识；家门内侧面粘贴"别忘了带钥匙！"等标识。

2.饮食护理

(1)加强患者的营养：饮食要均衡，饭菜要多样化、营养丰富，合理搭配荤素。多选择易咀嚼、易吞咽、易消化的食品。选择优质蛋白质，适当补充维生素和微量元素，避免因营养不良、维生素缺乏而加重病情。

(2)合理安排进食时间和量：记忆障碍患者往往吃完饭就忘了，因此要有进食标识，提醒患者避免饮食过度。

3.生活护理

(1)患者外出时随身携带联系卡，卡片的内容包括姓名、地址、亲属的电话号码，将卡片挂在胸前或装在衣服兜中；或者佩戴电子防走失手表(手镯)，以定位患者所处的位置，防止患者走失。

（2）鼓励患者做力所能及的日常活动，减缓病情进展，如洗脸、刷牙、穿衣、扫地等。

4. 用药护理

（1）遵医嘱用药并观察药物的不良反应。

（2）注意用药安全：各班护士严格执行输液、服药、注射的流程及查对制度。使用移动护理设备时按要求扫描患者的腕带信息并认真核对。护士发放口服药时应遵循"发药到口，咽下再走，确认签字"的流程。患者对发放的药物或正在输注的药物提出疑问时，护士查清后方可执行。严格实施交接班制度，各班护士对患者的用药情况做好交接。患者提出疑问，护士应向其家属或同病房的知情人核实并确认无误后，方可执行。

（3）居家护理时，应在显眼的地方挂上日历，一旦吃过药，就在日历上画下记号。照护者应调好闹钟或者提醒患者按时服药。使用摆药盒，将一周内要服用的药物放进摆药盒，并区分每天不同时间所需要服用的药物，从而确定是否已经服过药。

5. 康复护理

照护者的行为可对患者造成积极或消极的影响。对于生活基本能自理的患者，可组织各种有趣的活动，如打牌、下棋、看电视、听音乐、摆拼图等。天气晴朗时，可带患者到户外活动，这可减慢病情进展。对易走失的患者，可使用手表带或电子定位手表，在手表带上面注明患者的姓名、病区和床号，居家患者可注明姓名、地址和电话。对生活自理能力差的患者，要做好饮食护理和日常生活护理，保持口腔、会阴和皮肤的清洁，细心观察患者的大小便，有便秘者应调节饮食或给予灌肠，有尿潴留者应及时进行导尿处理并做好会阴护理，以防治泌尿系统感染。对长期卧床的患者，应定时翻身叩背并按摩受压部位，预防压力性损伤、坠积性肺炎的发生。

6. 心理护理

（1）认知障碍患者可能会出现精神行为异常和人格改变，如神志淡漠、焦虑、抑郁等，护士及患者家人应细心观察、耐心安慰，避免引发不良情绪及行为，使患者配合治疗。

（2）认知障碍患者应针对病因积极治疗，保持乐观、愉快的心情，积极面对生活，良好的心境能延缓认知障碍的进程。

第三节 头痛

头痛（headache）一般指头颅上半部（眉弓、耳轮上缘和枕外隆突连线以上）的疼痛。急性头痛可以是劳累、精神紧张和焦虑的一般表现，也可能是许多全身性疾病的一种伴随症状，如高血压脑病、脑卒中或颅内肿瘤等颅内严重疾病的一种较早期信号。头面部及颅内外组织的痛觉主要由三叉神经、面神经、舌咽神经、迷走神经以及 C_{1-3} 神经等支配并沿相应的神经结构传导至中枢。

【分型】

根据病因可分为原发性头痛和继发性头痛。

1. 原发性头痛

（1）偏头痛。
（2）紧张性头痛。
（3）丛集性头痛。
（4）低颅压性头痛。

2. 继发性头痛

继发性头痛指由各种原发疾病引起的头痛，如外伤、感染、肿瘤等引起的头痛。

【护理评估】

1. 疼痛程度评估

（1）数字分级评分法：以 0 ~ 10 共 11 点来描述疼痛强度的评分方法。0 表示无疼痛，疼痛较强时增加点数，10 表示最剧烈的疼痛。
（2）口述描绘评分法：用语言描述的方法来表达患者的疼痛感受，患者易于接受，但不够精确。
（3）面部表情量表法：采用从微笑、悲伤至哭泣的 6 种面部表情来表示疼痛的程度，可直接指出疼痛程度。该表适用于儿童、老年人，以及存在语言或文化差异及有其他交流障碍的患者。

2. 病情评估

评估头痛的起病方式、部位、病程、性质、伴随症状、诱因和缓解因素等。

【护理问题】

（1）疼痛。
（2）睡眠形态紊乱。

【护理措施】

1. 一般护理

（1）正确评估。
1）评估的内容不仅包括身体上的痛苦，还包括关注患者心理感受。了解头痛对患者心理和精神方面是否有影响，患者是否存在沮丧、恐惧、焦虑、缺乏自信等表现。

2）头痛是一种主观的感觉，是患者的自我认识，自身的体验，因此在对患者进行评估时一定要相信患者的主诉。护士在对患者疼痛进行评价时避免出现低于患者自我感觉的情况。

（2）认真观察。观察患者头痛的特征及性质、有无头痛的前驱症状及其表现，头痛发生时有无伴随的不适症状及其严重程度，有无生命体征变化以及影响头痛的主要因素和诱因。

（3）对不同性质头痛的护理。

1）受伤部位头痛：仔细观察头部伤口情况，早期发现和处理致病因素，以减轻头痛的程度。

2）颅内压增高性头痛：颅脑损伤后极为常见。监测患者呼吸、血压、脉搏、瞳孔、意识和颅内压。计算并记录每日的液体出入量及其种类，病情危重者记录每小时出入量，防止输液过多、过快导致的颅内压急剧上升；同时应防止入量过少、过慢而发生高渗性昏迷和基本代谢水量不足等危险。采用冰帽做头部局部降温时，应注意保护局部皮肤，防止冻伤。

3）低颅内压性头痛：头痛多以额颞区为主，处于平卧或低头位时疼痛减轻或消失，抬头或坐立时加重，严重者可伴有恶心、呕吐、眩晕等表现。对脑脊液漏的患者，体位至关重要，一旦确诊脑脊液漏，应绝对卧床休息，嘱患者避免感冒、用力咳嗽、打喷嚏、大声谈笑致腹内压增加；应保持大便通畅。关注患者是否有流鼻涕主诉，防止脑脊液逆流入颅内而导致颅内感染。行腰椎穿刺术时，更换细的腰穿针，遵医嘱补液，嘱患者每日饮水＞2000 mL。嘱患者平卧以减轻疼痛，协助完成生活护理。

4）肌缩性头痛：颅脑损伤时常伴有颈部肌肉损伤，且颈部肌肉痉挛会导致头痛。疼痛常局限于单或双枕顶区和颈部，呈紧缩性痛，严重时可波及整个头部。另外，转仰头时，痉挛的肌肉受到牵拉，可使头痛加剧。可在其后颈部垫一软枕，如病情平稳，可做局部肌肉按摩，以促使肌肉放松，减轻头痛。经查证有颈椎骨折或脱位者，应限制其颈部活动，必要时可加用颈托保护，避免损伤脊髓而导致呼吸骤停。

5）血管反应性头痛：伤后早期极为常见，以搏动性痛为主，患侧颞动脉怒张，搏动增强，指压或冷敷病侧颞动脉可使头痛减轻。如伴有血压过高者，可酌情服用短效而温和的降血压药，并注意观察血压变化，以防血压下降过快、过低而影响脑部的供血供氧和脑功能的恢复。

（4）预防头痛的措施。避免喝茶、喝咖啡、喝酒等，预防感冒。控制好颅内病变、颅脑损伤、颅外头颈部病变、头颈部以外的躯体疾病等原发性疾病，预防头痛发生。

2. 饮食护理

鼓励患者进食，给予营养丰富的流质或半流质饮食等，防止营养不良。避免食用可能引起头痛的食物，如酒类、奶酪、巧克力、大量咖啡因等。对食欲不佳的患者，可通过调整食物的香、色、味来增加患者的食欲。对担心进食会引起头痛的患者，要耐心讲解饮食的重要性，鼓励进食。

3. 生活护理

(1)生活要规律，并避免诱发头痛的因素，如精神紧张、睡眠不足以及噪声和强光刺激。

(2)保持室内清洁、安静，温度适宜，空气清新，尽量减少人员流动，减少噪声，如条件允许，安排患者住单人病房，提供优质的护理服务。白天由责任护士负责患者所有的治疗护理工作，合理安排时间，减少对患者的干扰；晚上尽量只开床头灯，护士在执行护理操作时，应尽可能以轻柔、熟练的动作来完成。嘱患者卧床休息，避免使患者血压和颅内压升高的刺激性因素，如用力排便、情绪激动等。

4. 用药护理

(1)护士应掌握各种镇痛药物的属性、剂量、给药时间以及药物的不良反应。务必遵医嘱按时、按量准确服用镇痛药物，禁止自行停药、减药。在治疗期间即使头痛症状缓解也要遵医嘱服药。注意观察用药后的不良反应，如阿片类药物使用过程中应重点观察有无呼吸抑制，非阿片类药物如阿司匹林使用过程中应特别观察有无出血倾向。预防性用药治疗可减少头痛发作频率，从而减少镇痛药物的摄入，但也应注意药物不良反应的观察。如锂制剂的主要不良反应为甲状腺功能亢进、震颤、肾功能损害，应嘱患者定期到门诊复查。规范应用脱水利尿药物，停用时应循序渐进，防止颅内压反跳。用药后密切观察患者的呼吸、脉搏、血压、血氧饱和度、尿量、液体输入量等。

(2)对头痛剧烈和躁动不安者，根据医嘱合理使用镇痛药、脱水药、镇静药、解除血管痉挛的药物。用药后应密切观察患者的意识、瞳孔及生命体征的变化及头痛缓解程度等。

5. 心理护理

(1)消除紧张情绪。情绪可改变患者对头痛的反应，积极的情绪可减轻头痛，而消极的情绪可使头痛加剧，护士应以同情、安慰和鼓励的态度支持患者，设法减轻患者的心理压力。

(2)听音乐。优美的旋律对减轻焦虑和抑郁、缓解疼痛、降低血压都有很好的效果，根据患者不同的性格和喜好，选择不同类型的音乐，运用音乐分散患者对头痛的注意力。

(3)暗示。让患者平躺在床上，四肢摆放在躯体两侧，按照指导语进行放松具体步骤如下：从头部、颈部、躯干、双上肢及双下肢缓慢放松，伴随深呼吸，吸气时间与呼气时间之比为 2∶1，最后全身放松。每天早晚各 1 次，每次 15～20 min，从而改善其抑郁和焦虑的情绪。遵医嘱给予安慰剂，例如：口服维生素 C、维生素 B_1，肌内注射 0.9%氯化钠注射液，告知患者此药物是治疗头痛的"特效药"等。

(4)想象。治疗性的想象是利用一个人对某种特定事物的想象而达到特定的正向效果，可放松身心，减轻头痛。通过引导患者主动去想以前愉快的事情，可以改善其情绪状态，从而减轻头痛，促进健康。

(5)根据患者情况，选择教育内容。详细介绍头痛的各项检查的目的、程序与注意事项，包括头痛的机制、原因，如何面对头痛，以及减轻头痛的方法。同时，请疗效好的典型患者现身分享他们的康复故事，鼓励患者增强治疗信心，积极配合治疗。

第四节 痫性发作和晕厥

痫性发作指大脑皮质神经元异常放电导致的短暂脑功能障碍。晕厥是指大脑半球及脑干血液供应减少导致的伴有姿势性张力丧失的发作性意识丧失。两者均可以导致短暂的可逆性意识丧失，但两者的病理基础及临床特点有所不同。

【分型】

1.根据痫性发作原因分类

（1）原发性神经系统疾病所致的痫性发作：如特发性癫痫、脑外伤、脑卒中等。
（2）系统性疾病所致的痫性发作：如低血糖、低血钠、低血钙等。

2.根据晕厥发作原因分类

（1）反射性晕厥。
（2）心源性晕厥。
（3）脑源性晕厥。
（4）其他：如哭泣性晕厥、过度通气综合征等。

【护理评估】

（1）抽搐发作形式的评估：包括全身强直-阵挛性抽搐、全身强直性抽搐、全身阵挛性抽搐、全身肌阵挛性抽搐、局限性痫性抽搐等。
（2）抽搐伴随症状的评估：包括先兆症状、抽搐期、抽搐后期症状。
（3）抽搐诱发因素的评估：包括日常生活方式、感觉因素、精神因素、生化代谢异常因素、其他遗传因素，以及性别、月经、觉醒等因素。
（4）发作持续时间的评估。
（5）发作时间段的评估。
（6）起病年龄的评估。
（7）患者及其家属心理状态的评估。

【护理问题】

（1）有跌倒的危险。
（2）有窒息的危险。
（3）意外伤害的危险。
（4）缺乏药物使用相关知识。

【护理措施】

1. 一般护理

（1）病情观察。

1）发作期病情观察。密切关注患者痫性发作及晕厥发生的频率、意识状态、瞳孔变化，痫性发作的起始部位、持续时间、发作类型及伴随症状。

2）发作后的病情观察。意识状态、瞳孔恢复情况以及有无头痛、疲乏等伴随症状。晕厥患者在未完全恢复意识前，切勿进食，以免误吸。使患者平卧，头偏向一侧，保持呼吸道通畅，若有活动性假牙应该取出。注意保暖，以免着凉。

（2）发作时的护理。

1）抽搐发作时立即平卧，通知医生。

2）防窒息：解开衣扣，保持呼吸道通畅，取下义齿及眼镜，使用牙垫，防止舌咬伤，切勿强力撬开，以免损伤牙齿。头偏向一侧，以利于口腔分泌物流出。备吸痰用物。

3）防止发作时的意外伤害：床边放置床档，专人看护，防止坠床。床档处放置棉垫，防止患者抽搐时碰到床档，同时将床上的硬物移开。适当扶住患者的手和脚，切勿用力按压或者牵拉肢体，以防误伤和脱臼。抽搐停止后，患者意识未恢复前，应加强监护，以防止自伤、他伤、毁物。

4）控制发作：迅速建立静脉通道，遵医嘱予以抗癫痫、止惊厥药物，同时密切观察并记录患者的意识、呼吸、心率、血压变化，遵医嘱吸氧。

（3）发作持续状态的护理。

1）出现先兆时，抢在发作之前，将缠有纱布的压舌板放在患者上下磨牙之间，以免患者咬伤舌头，痉挛期不要强行放入，以免损伤患者。

2）保持呼吸道通畅，吸净口腔分泌物。吸氧，保持脑部血氧的供应。

3）监测生命体征，观察并记录患者意识状态和瞳孔大小，记录发作的持续时间、发作特点。

4）使用呼吸机者，监测并记录呼吸机显示的各种参数变化。

5）迅速建立静脉通道，遵医嘱使用控制抽搐、减轻脑水肿的药物，同时密切观察病情变化。

6）持续状态用药时的观察。

①意识状态观察。用药前后，评估患者的意识状态，判断意识状态改变是否与用药有关。

②呼吸状态观察。苯巴比妥可以 20 mg/min 静脉给药，但是若在之前使用苯二氮䓬类药物，则发生呼吸抑制的危险性大大增加，地西泮给药 1~5 min 后即可出现呼吸抑制，因此在给药前、中、后要注意观察患者的呼吸频率、节律、方式，监测血氧饱和度及进行血气分析，备好床旁急救用品，如出现呼吸困难加重，应立即抢救。

7）生命支持的护理：维持呼吸道通畅，注意循环功能，纠正水电解质及酸碱平衡紊乱，控制高热及感染等。并发高热者可采取冰袋冰敷、温水擦浴或乙醇擦浴等降温措施，以减少脑细胞耗氧量，促进脑功能恢复。保持病房安静，在条件允许的情况下，集中进行护理操作。

8) 意外伤害的安全护理：使用带海绵套床档以防碰伤、摩擦伤，使用牙垫防止舌咬伤。不要用力按压患者，防止骨折。对牙齿松动患者，用牙线固定牙齿，各班严格交接，嘱频繁咀嚼的患者戴牙套。

(4) 蒙眬状态的护理：大部分患者发作后意识未立刻转为清醒，而是处于蒙眬状态。常表现为烦躁不安、自伤、伤人。

1) 设专人守护，加用床档，必要时进行保护性约束。

2) 保持病房安静、舒适，尽量减少各种不良刺激，室内不放热水瓶、锐器等不安全物品。

3) 注意预防并发症。长期卧床易发生压力性损伤及肺部感染，对卧床患者要保持床单位整洁干净，定时翻身叩背，每 2 h 翻身一次，保持呼吸道通畅，及时吸痰，并做好口腔及眼部护理。

2. 饮食护理

保证患者每日营养需求量，必要时给予鼻饲饮食。保证每天摄入足够的热量，避免低血糖导致晕厥。饮食节制，切忌过饥过饱，勿暴饮暴食，忌辛辣刺激性食物。尽量少饮用兴奋性饮料，忌含有咖啡因的食物如巧克力、咖啡等，消除发作诱因。严格戒烟、酒，饮食宜清淡，多吃新鲜的蔬菜和水果，多吃富含维生素的食物，不宜吃煎炸类的食物。

3. 生活护理

(1) 避免晕厥的诱因，如情绪激动等。避免长期在密闭、闷热环境中工作。对于频发晕厥的患者，家中铺设防滑垫。经常由于低血糖而晕厥的患者，应有意识地携带糖果。避免开车、高空作业及井下作业。避免迅速改变体位，如从蹲位到站位。老年患者避免弯腰拾物。

(2) 预防性安全护理措施。

1) 掌握患者发作类型及规律，预见性判断患者有无风险并采取安全保护措施。告知患者并纠正诱因，如发热、失眠、疲劳、饥饿、便秘等。

2) 使用"小心跌倒""警惕癫痫"的黄色警示牌。

3) 患者外出检查时，做好交接班且应有专人陪护。

4) 对既往有攻击行为、有妄想、有幻觉的患者留家属陪住。与患者交流时，要讲究语言艺术，设法满足患者的合理要求，与患者建立良好的护患关系。

(3) 睡眠：为保证充足的睡眠，建议成人每天睡 7~9 h，儿童每天睡 8~16 h。

4. 用药护理

(1) 用药前告知。

1) 用药方法：病因明确者进行病因治疗。根据发作类型选择药物，根据血药浓度给药。癫痫患者坚持先单用后联合的给药方法。

2)用药时间：遵医嘱用药，不宜随意减量或停药。患者癫痫发作时，紧急静脉用药应有医生在场。

3)用药剂量：患者用药应自小剂量开始，缓慢增至能满意控制发作而无不良反应或不良反应很轻的最低有效剂量。在医生指导下换药、停药、增减药物。

4)用药期间定期查血常规、肝功能、血药浓度、出/凝血时间等。随时观察有无牙龈出血、牙龈炎等，若有及时治疗。

5)注射用药期间，患者如出现恶心、呕吐、腹泻、大汗、头晕、心慌等不适症状，应及时告知医护人员。此外，用药后偶可出现皮下出血，故如有皮疹不可搔抓，且应用软毛刷刷牙，并延长穿刺部位按压时间。

(2)用药注意事项。

1)缓释片不可研碎服用，如丙戊酸钠、卡马西平等。

2)饮食与服药时间：胃内食物可能会稀释或吸附药物，或与药物结合，而胃肠道的食物可影响胃黏膜毛细血管的血流，从而影响药物的吸收。如丙戊酸钠餐后吸收变缓，宜餐前服用；苯妥英钠与食物同服吸收更快，卡马西平和食物同服可增加其吸收，此两种药宜和食物同时服用。

3)抗癫痫药物可加速维生素 D 的代谢，故用药期间应注意在医生指导下补充维生素 D 和甲状腺素片。

4)严格执行送药到口，以防漏服药而引起发作。

5)用药过程中随时倾听患者的主诉，如有不适，应遵医嘱严密监测患者的生命体征。

5. 康复护理

(1)有过晕厥史的患者或者有可能发生晕厥的患者，应注意休息，避免过度劳累，积极治疗可能造成晕厥的原发疾病。青少年患者应避免过度劳累或饮酒过多。心律失常造成的晕厥应积极治疗原发病，如接受射频消融等。

(2)外出携带健康卡，注明姓名、地址、诊断、联系人及联系人电话、急救措施，随身携带应急药物。禁止参加危险活动，如攀登危岩、靠近绝壁；远离公路、铁路、水库、河流等；患者不应驾车、骑自行车；不要参观光怪陆离、阴森恐怖等易引起感官刺激的场所；对于年龄大于 60 岁的患者，应该避免在路面不平的地方散步。

(3)就业时，应避免从事飞机、机动车驾驶，高空作业，近水作业，重型机械作业，电工、消防作业，以及直接接触强酸、强碱、剧毒物品等有危险的工作，特别是不宜选择发作时可能危害他人健康的职业，如外科医生、消防队员、警察及海陆机构的救护人员等。

6. 心理护理

保持乐观情绪，劳逸结合。大部分患者伴有焦虑、恐惧、自卑的情绪，性格孤僻，家属需关心照顾患者，使患者感受到家庭的温暖。有些患者脾气暴躁、易激惹，家属应理解，不要与患者争辩，同时应预防患者伤人、自伤或自杀。对智力低下或精神异常的患者不能嘲笑、打骂，患者提出的合理要求应满足，不合理的要求应耐心解释。鼓励患者到公共场合与同龄人、与社会接触，适量参加运动如散步、慢跑、打羽毛球等。少看电视，尤其是曾经看电影、电视诱发痫性发作和晕厥的患者。避免学习、工作过度紧张和疲劳，以防诱发痫性发作。

第五节　视觉障碍

视觉障碍可由视觉感受器至枕叶皮质中枢之间的任何部位受损引起，分为视力障碍和视野缺损两类。

【分型】

1.视力障碍

（1）单眼视力障碍：分为突发视力丧失和进行性单眼视力障碍。

（2）双眼视力障碍：分为一过性双眼视力障碍和进行性视力障碍。

2.视野缺损

视野缺损分为双眼颞侧偏盲、双眼对侧同向性偏盲、双眼对侧同向上象限盲和双眼对侧同向下象限盲。

【护理评估】

1.视力

对视力0.1以下者，可通过测定手眼距离来辨认检者的指数或手动。视力严重减退时，用手电筒检查，光感消失说明完全失明。检查时注意白内障等影响视力的眼部变化。

2.视野

采用面对面检查法，如有视野缺损，应用视野计进一步检查，以明确视野缺损范围。对注意力不集中或不能配合者，可以通过观察患者对不同象限内物体运动的反应，确定视野的大体范围。但此法不适宜用于发现小的视野缺损，是一种粗测法。

3.复视

患者两眼注视同一物体时产生两个影像。

4.癔症性失明

眼科检查双眼角膜清，瞳孔等大等圆，眼底正常，视觉诱发电位正常。通常患者在就诊时，能避开障碍物，行动自如，但视力为光感或手动。

【护理问题】

（1）视觉改变。

（2）有跌倒的风险。

（3）有受伤的风险。

（4）部分自理能力缺陷。

（5）社交隔离。

【护理措施】

1. 一般护理

（1）了解视觉障碍的性质及其伴随症状，有无视觉障碍引起的烦躁、焦虑等情绪。

（2）创造整洁、安全、明亮的病房环境。

（3）将呼叫器放置于患者触手可及的地方，以利于取用。

（4）做好眼部护理。当眼睑闭合不全时，可使用氯霉素、金霉素或氢化可的松等眼药水反复交替点眼，或使用油纱覆盖双眼，保护眼睛。

（5）有视觉障碍进行性加重时，及时通知医生。

2. 不同类型视觉障碍的护理措施

（1）单眼视力障碍。

1）提供安全、方便的治疗环境，病房、走道内光线明暗适宜，楼梯设置扶手。病房、浴室地面平整、防滑，活动空间不留障碍物，尤其应该随手将床档等归位，正确使用床旁护栏。

2）监督并协助患者完成日常活动。禁止患者独自使用利器，防止视觉障碍引起划伤。将常用物品放置于患者视力较好的一侧并交代物品的位置，日常用品定位放置。水瓶等放于安全的地方。

3）进餐前调试好饮食温度，防止患者定位不准确引起烫伤。

4）有一过性黑矇病史者，行走时依靠墙栏，黑矇发作时嘱患者镇静，并倚扶墙栏，勿自行移动，无倚扶物时可暂且下蹲呼唤护理人员协助。

（2）双眼视力障碍。

1）减少独自活动时间，为患者提供全部的日常生活帮助，呼叫器放置于患者随手可得的地方，并教会患者正确使用。护理人员应全程陪伴，必要时给予患者手杖等辅助用具，以增加其活动的稳定性。

2）病房、浴室地面平整、防滑，活动空间不留任何危险物和障碍物。穿合脚防滑的鞋子，防止跌倒。

（3）视野缺损。

1）反复向患者宣教物品摆放的顺序，患者活动之前引导患者了解周围的环境，确保安全。在患者周围摆放颜色鲜明的用具，以增加取物时的准确性。

2）床档等用物使用完毕及时归位，防止跌倒。

3）患者活动时，叮嘱患者增加颈部活动的范围，以增加视野的范围。

（4）复视。

1）复视明显的患者影响日常生活时，嘱患者自备眼罩，特别在上阶梯时和在不平路面行走时应遮盖一眼，防止摔伤。有眩晕者应用纱布遮盖一眼，并派专人陪护。

2）告知患者眼睛疲劳时，尽量闭眼或双眼交替休息。指导其使用字体较大的阅读材料和书籍。

3）禁止从事开车等工作。

（5）癔症性失明。

1）热情接待患者，为患者创造一个舒适、轻松、安静、整洁的环境。减少探视，避免围观，并介绍住院环境，帮助患者熟悉床位和用物，消除患者紧张不安的心理。

2）耐心聆听患者的倾诉并细心地协助患者做好生活上的护理，态度和蔼亲切，并以娴熟的护理操作为患者服务，以取得其信任和配合，建立良好的护患关系。由专人专职护理可以让患者更放心地配合治疗，同时要劝患者家属在患者面前不要显得过度紧张，尽量表现轻松，以免增加患者的心理负担。

3）让患者平卧于床上，嘱其心情尽量放轻松以配合治疗，并遵医嘱使用安慰剂，告知患者是可以"药到病除"的，药物可以达到使症状减轻和消失的效果；掌握药物、催眠结合良性语言暗示的方法和技巧，协助医生做好心理治疗，如药物辅助疗法。对烦躁不安、过度紧张的患者，可按医嘱适当使用镇静药。

4）对患者进行疾病相关知识宣教，使其了解本病，并指导其正确对待人生、增强战胜疾病的信心。

3. 饮食护理

（1）视力障碍患者的护理以促进患者视力恢复为主，患者应保证饮食清淡、无刺激，忌食辛辣、性温热的食物，以免影响视力恢复。

（2）患者应适当补充蛋白质，可选择猪骨头、牛骨头或者鱼汤、鸡肉等食物，帮助提高视力，让眼睛更健康。

4. 生活护理

（1）患者应注意保持眼部卫生、清洁，让眼睛有规律的休息，避免用眼过度，发现视力下降后不要过分紧张，积极配合医生进行治疗，保持乐观的情绪有利于视力恢复。

（2）有青光眼、角膜病等原发病的患者应积极治疗，防止原发病发展造成视力下降，同时在日常生活中应注意眼部防晒及眼睛的保护，避免疲劳。

5. 用药护理

（1）遵医嘱正确用药，患者应了解各类眼部用药的作用、剂量、用法、不良反应和注意事项。

（2）用药期间应限制钠盐的摄入，并每天测血压，每周测一次体重。注意消化道反应，观察患者有无胃肠功能紊乱。观察眼部情况，每天测量眼压，观察患者有无激素性青光眼、激素性白内障等。

6. 康复护理

（1）定期复查，突然发生的视力减退、视野缺损，要及时就诊。

（2）适当减少手机、电脑等电子产品的使用。眼部疲劳时可通过做眼保健操来缓解。伴有原发病的患者，应该追踪治疗原发病，3个月后复查视力。

7. 心理护理

视觉障碍的患者大多数情绪不稳定，悲观、烦躁易怒等消极情绪是造成护理意外发生的隐患。视觉障碍导致生活自理能力差、疾病预后较差、经济困难等，从而使患者产生厌世心理，并做出过激行为，因此医护人员在护理中应与患者建立良好的社会支持系统，多与患者交流，加强护患沟通，了解其心理状态并进行有针对性的心理疏导，给予患者心理、情感和精神上的支持。多陪伴患者，鼓励患者多听音乐、广播，谈论一些患者感兴趣的事情，多关心患者，增加巡视病房的次数，以增加患者的亲切感，鼓励患者积极配合治疗、护理，树立战胜疾病的信心。

第六节　听觉障碍

听觉障碍可由听觉传导通路损害引起，表现为耳聋、耳鸣及听觉过敏。

【分型】

1. 耳聋

（1）传导性耳聋：为外耳、中耳病变所致。
（2）感音性耳聋：为耳蜗及耳蜗后听神经通路病变所致。

2. 耳鸣

患者自觉耳内有声响，响度不一，其出现或为间歇性或为持续性。

3. 听觉过敏

患者对声音刺激异常敏感，听任何声音都不舒服，即使是轻声细语也觉得刺耳。

【护理评估】

(1)评估患者的听觉损失程度与损失部位。

(2)评估患者的言语语言能力。

【护理问题】

(1)听觉障碍/听力下降。

(2)语言沟通障碍。

(3)自我保护能力受损。

(4)社会隔离。

【护理措施】

1. 一般护理

(1)病情监测：观察患者的听力，如较前有下降，尽早治疗。传导性耳聋患者建议每年复查一次纯音测听，并进行耳内镜检查；神经性耳聋患者建议半年复查一次纯音测听，若中间出现听力突然下降应及时就诊。

(2)如出现耳部流脓，耳部感染症状，尽早、足量使用抗生素，控制感染。神经性耳聋患者听力突然下降，须立刻就医，接受检查，遵医嘱予以营养神经等对症支持治疗。

(3)耳聋患者日常注意用耳卫生，防备噪声，保持听力，必要时佩戴助听设备。

(4)耳鸣患者注意劳逸结合。由于耳鸣常常与工作压力、情绪和睡眠有关，故改善工作和生活习惯是缓解耳鸣的重要手段，注意调整工作节奏，不要过度疲劳，特别是工作压力大的人，更要学会自我调节，适当放松。保证睡眠，尽量不要熬夜，每天睡觉前，可用热水泡脚，以舒缓情绪，促进睡眠。

(5)调节内分泌：围绝经期妇女若出现顽固性耳鸣，应去医院就诊，检查内分泌指标。

2. 饮食护理

合理均衡饮食，注意营养，养成科学的饮食习惯，勿暴饮暴食，饮食方面避免食用高脂肪类食物，如肥肉、动物内脏。多食富含蛋白质和维生素类的食物，如瘦肉、豆类、木耳、蘑菇、各种绿叶蔬菜。多食含锌的食物，如鱼、牛肉、猪肝、鸡、各种海产品等。可多饮牛奶，最好喝纯牛奶或无糖牛奶。

3. 生活护理

(1)早治疗，早发现，早干预。平时注意耳道保护，避免频繁掏耳朵，洗头、洗澡时避免耳朵进水。有鼻炎、鼻窦炎、腺样体肥大等相关疾病者，尽早治疗，建议在医生指导下开展运动，循序渐进，并长期坚持。

(2)减少噪声刺激，不要长期戴耳机听音乐，尽量减少在声音嘈杂的娱乐场所内停留的时间。

（3）锻炼身体，作息规律，劳逸结合，预防感冒。

4.用药护理

尽量避免使用耳毒性药物，如链霉素、庆大霉素等。若有耳聋病史，就诊开药时应向医生说明。

5.康复护理

（1）避免接触强烈的噪声，放松心情，避免使用加剧耳鸣症状的药物。长时间的噪声接触会导致耳鸣，减少噪声源或佩戴防护耳罩、耳塞等可以保护耳鸣患者的听力。注意不要长时间、大音量使用随身听耳机。

（2）有言语和语言障碍患者应进行言语和语言康复训练。

6.心理护理

（1）调节情绪，尽量少发脾气，不要多虑、多疑。有焦虑和抑郁症状者，应在医生指导下服药治疗。

（2）心理因素可以是耳鸣的原因，也可以是耳鸣的结果。因自觉性耳鸣患者有烦躁、焦虑情绪，心理方面也发生了明显改变，故患者对医护人员的治疗和护理以及对室内环境均非常敏感甚至感到恐惧。因此在药物治疗的同时，医护人员应及时给予患者心理疏导。告知患者心理护理的重要性及疗效，并向患者介绍医生、护士的治疗与护理水平，尽量满足患者正常的身心需求，解除患者的心理压力，以消除其思想顾虑。

第七节　构音障碍

构音障碍是和发音相关的中枢神经、周围神经或肌肉疾病导致的一类言语障碍的总称。发音含糊不清而用词正确，与发音清楚而用词不正确的失语不同，是一种纯语言障碍，主要表现为发音不清、发音困难，或者发声、音调及语速异常，严重者完全不能发音。

【发病原因】

1.上运动神经元损害

上运动神经元损害主要见于双侧多发脑梗死、皮质下血管性痴呆、肌萎缩侧索硬化、多发性硬化、进行性核上性麻痹等。

2.下运动神经元损害

下运动神经元损害主要见于进行性延髓麻痹、吉兰-巴雷综合征、急性脊髓炎、脑干肿瘤、延髓空洞、副肿瘤综合征，以及各种原因导致的颅底损害等。

3. 基底节病变

基底节病变常见于帕金森病、肝豆状核变性等。

4. 小脑病变

小脑病变主要见于小脑蚓部的梗死或出血、小脑变性疾病和多发性硬化等。

5. 肌肉病变

重症肌无力、进行性肌营养不良或强直性肌病累及发音和构音相关的肌肉时可造成构音障碍，表现类似下运动神经元损害，按原发病不同伴随其他相应的临床症状。

【护理评估】

1. 病史

评估患者的职业、文化水平和语言背景，如出生地、生长地及方言等；以往和目前的语言能力；患者的意识水平、精神状态及行为表现，是否意识清楚，检查是否配合，有无注意力、定向力、记忆力和计算力等智力障碍；患者的心理状态，有无抑郁、孤独、烦躁及自卑情绪；家庭及社会支持情况。

2. 身体评估

评估语言障碍的程度、类型和残存能力。注意检查患者有无听觉和视觉缺损；患者是右利手还是左利手，能否自动书写或抄写、听写；患者能否按照检查者指令执行有目的的动作；能否对话、看图说话、跟读、唱歌、解释单词或成语的意义等。评估患者口、咽、喉等发音器官有无肌肉瘫痪及共济运动障碍，有无面部表情改变、流涎或口腔滞留食物等。

【护理问题】

语言沟通障碍。

【护理措施】

1. 一般护理

(1)病房安排：有言语障碍的患者尽量与言语正常患者安排在同一病房，以便有言语障碍的患者有更多的交流机会。

(2)选择有效的沟通方式，满足患者的生活需要。

1)把呼叫铃放在患者的手边。

2)注意观察患者非语言的沟通信息。

3)安排熟悉患者情况、能与其有效沟通的医护人员为患者提供连续护理，以减少无效沟通。与患者交谈时注意减少环境中的干扰因素，如电视、手机、病房内人员过多等。提出的问题应直接、简短，一次只问一个问题，使患者能用"点头"或"摇头"来回答问题。

（3）沟通方法指导：鼓励患者采取任意方式向医护人员或其家属表达自己的需要，可借助卡片、笔、本、图片、表情或手势、交流板、交流手册等来进行简单而有效的双向沟通。

2. 语言康复训练

（1）鼓励患者多说话。

（2）护理人员对患者说话时，应慢且清楚，重复关键词，给患者充足的时间回答问题。

（3）构音障碍患者的语言康复以发音训练为主，遵循由易到难的原则。护士每天深入病房、接触患者的时间较多，可以在专业语言治疗师的指导下，协助患者进行床旁训练。具体方法有以下几种。

1）肌群运动训练：指导进行唇、舌、齿、软腭、咽、喉与颌部肌群运动，包括缩唇、卷舌、叩齿、伸舌、鼓腮、吹气、咳嗽等活动。2 次/d，5 min/次，连续 3 d。

2）发音训练：根据发音训练评定等级，由训练者按音节难易、音位前后进行练习，让患者模仿正确发音，由训练张口诱发唇音（a、o、e）、唇齿音（b、p、m）、舌音，到发单音节音（pa、da、fa），如发音不清，应控制语言速度。当能够完成单音节发音后，让患者复诵简单句，如"晚—晚上—晚上好"。由训练者做发音示范，并指导患者通过镜子观察自己发音时的口型来纠正发音错误。

3）复述训练：复述单词和词汇，先单词复述，后逐步进行短语复述、句子复述，如"水""饭""苹果""手机响了""又唱歌又跳舞"；也可出示与需要复述内容一致的图片，让患者每次复述 3~5 遍，轮回训练，巩固效果。

4）视图读音法：训练时由 1 名护士负责 1 名患者的语言练习，每组训练有与患者的生活密切相关的图片 20 张，如食品类、人物类、日常生活类和植物类图片。护士手持图片，让患者读出其内容，2 次/d，30 min/次，每周进行评定。

5）平时要与患者多进行面对面的交谈，给患者读书报。跟患者交谈时要慢慢地说，句子要短，内容要简单，让患者有一个听进去、理解并作出应答的时间，必要时重复几遍。

6）练习发音和讲话要从单音开始，由易到难。鼓励患者主动练习，反复练习。患者要有信心，训练者要有耐心，持之以恒，就一定能使语言障碍得到改善，甚至完全康复。

3. 心理护理

护理人员及患者家属应耐心地对待有语言沟通障碍者，及时了解其心理变化，给予心理支持。心理护理过程中应注意以下几点。

（1）当患者试着与人沟通时，要耐心倾听，目光注视患者，并随时点头表示理解，以减轻其心理负担。

（2）鼓励患者克服羞怯心理，大声说话，当患者进行尝试和获得成功时给予肯定和鼓励，增强患者的自信心。

（3）患者一般都需要家属陪伴，希望得到更多关心。鼓励家属、朋友多与患者交谈，并耐心、缓慢、清楚地解释每一个问题，直至患者理解、满意。

（4）对患者常因无法表达自己的需要和情感而烦躁、自卑、有挫折感时，护士要耐心解释原因，关心、体贴、理解和尊重患者。

（5）营造一种和谐的亲情氛围和轻松、安静的语言交流环境。帮助患者建立信心，积极配合语言功能训练。

第八节　瘫痪

运动包括随意运动（受意志支配）、不随意运动和共济运动（不受意志支配）。当随意运动功能障碍时，则产生肌力（肌肉的收缩能力）的减弱或丧失，称为瘫痪（paralysis）。

【病因】

很多疾病都可以引起瘫痪，大多为颅脑疾病，如脑血管疾病、颅脑外伤性疾病、肿瘤性疾病、炎性疾病等。非疾病因素外伤、中毒等也可引起瘫痪。

1. 疾病因素

（1）脑血管疾病：常见的有脑出血、脑梗死、蛛网膜下腔出血等。可压迫相关的神经组织，造成神经系统受压或者组织失去活性，产生瘫痪症状。

（2）颅脑外伤性疾病：常见的有硬膜下血肿、硬膜外血肿等。可造成神经系统不同程度的损伤，导致瘫痪症状的出现。

（3）肿瘤性疾病：较常见于颅内肿瘤、脊髓肿瘤等。肿瘤组织生长过快或者组织过大时可产生压迫症状，导致瘫痪症状的出现。

（4）炎性疾病：脑炎、脑膜炎、脑脓肿、脊髓炎、外周神经病等。炎症可导致神经组织出现炎性反应，从而产生瘫痪症状。

2. 非疾病因素

颅脑外伤、脊髓外伤、挫伤、中毒、医疗操作（神经损伤）等非疾病因素也可引起瘫痪。

【分型】

（1）按照病因分类：可分为神经源性、神经肌肉接头性及肌源性等类型。

（2）按照瘫痪程度分类：可分为不完全性瘫痪和完全性瘫痪。

（3）按照瘫痪的肌张力状态分类：可分为痉挛性瘫痪和松弛性瘫痪。

（4）按照瘫痪的分布分类：可分为单瘫、偏瘫、截瘫、交叉瘫、四肢瘫。

（5）按照运动传导通路累及部位分类：可分为上运动神经元性瘫痪和下运动神经元性瘫痪。

【护理评估】

1. 肌张力评估

肌张力是肌肉松弛状态的紧张度和被动运动时遇到的阻力。肌张力检查必须在温暖的环境中和舒适的体位下进行，嘱患者全身肌肉放松，用手触摸肌肉硬度，并测定其被动运动时的阻力。

2. 肌力评估

肌力是受试者主动运动时肌肉所产生的收缩力。一般以关节为中心检查肌群的伸、屈、外展、内收、旋前和旋后等功能。肌力检查方法为让被检查者做肢体关节部分的伸、屈动作，检查者从相反的方向测试被检查者对阻力的克服力量。

3. 跌倒风险评估

采用 Morse 跌倒(坠床)风险评估量表、约翰霍普金斯跌倒(坠床)风险评估量表、改良版 Humpty Dumpty 儿童跌倒(坠床)评估量表、托马斯跌倒(坠床)风险评估表、Hendrich 跌倒(坠床)风险评估表进行评估。

4. 日常生活活动能力评估

目前广泛使用 Barthel 指数对日常生活活动能力进行评定。

【护理问题】

(1)躯体活动障碍。
(2)有失用综合征的危险。
(3)部分自理能力缺陷。
(4)有跌倒坠床的风险。

【护理措施】

1. 一般护理

(1)基础护理：创造整洁、舒适的居住、治疗环境，减少噪声的污染，护理治疗操作集中进行，减少对患者的刺激。鼓励患者做力所能及的事。

(2)预防压力性损伤：做好患者皮肤护理，预防压力性损伤发生。经常改变体位，缓解局部压力，2~3 h 翻身一次。每日定时观察皮肤有无发红、破溃情况，必要时使用气垫床或自动翻身床。保持床单位清洁、平整、干燥。定时给患者进行温水擦浴，促进局部血液循环。勿使用按摩作为预防压力性损伤的方法，当存在急性炎症时，按摩是禁忌，因为此时可能有受损的血管或脆弱的皮肤。勿用力揉搓有压力损伤发生风险的皮肤，除了疼痛外，揉搓皮肤会造成组织损伤或激发炎症反应，尤其是羸弱的老年人。瘫痪侧禁用热水袋保暖，防止烫伤。使用润肤剂给干燥皮肤补水以减少皮肤损伤的风险。使用皮肤屏障产品可以保护皮肤免受过分潮湿的影响。

（3）预防感染：保持病房空气清新，保持适当的温湿度，定时开窗通风。每2 h为患者翻身、叩背1次。翻身时注意动作要轻，叩背时注意顺序应由下到上、由外到内，并鼓励患者咳痰，患者无力咳嗽时应给予吸痰。保持会阴部清洁，每日早晚给予会阴抹洗。鼓励患者多饮水，防止泌尿系感染。减少人员探视，防止交叉感染。

（4）跌倒预防：床应低矮并使用床档，房间内设施简单、光线充足、设置扶手。危险物品应远离患者放置。有跌倒高危风险的患者要在床头粘贴"预防跌倒"警示牌，呼叫器放于床头，日常生活用品放在患者伸手可及处，做好交接工作，给予患者更多关注。患者下地活动初期应使用拐杖、步行器等辅助工具，同时要有旁人监护，防止发生外伤。穿着轻便、舒适、易活动的衣服和鞋子。

2.饮食护理

指导患者进食清淡、易消化饮食，多吃蔬菜水果，促进肠蠕动，加强营养。不能进食者，采用鼻饲，并配制营养丰富的鼻饲饮食，如肉汤、水果汁、牛奶或者营养粉等。

3.生活护理

患者因瘫痪生活不能自理时，护士要随时了解患者的生活需求，做好生活护理。协助进食、进水、翻身、更换体位、洗漱、床上擦浴及大小便、会阴抹洗等，保证患者清洁舒适。将生活用品放置在容易取到的地方。

4.用药护理

向患者及其家属讲解药物的作用、用法及不良反应，及时给予正确的指导。遵医嘱服药，切勿私自停药或改变服药剂量。有不良反应出现时及时告知医务人员。

5.康复护理

（1）预防关节变形、肌萎缩。

1）保持肢体功能位。

①平躺时，瘫痪部位垫软枕，头和躯干呈一直线，将枕头垫在头和肩膀下，患侧的肩部要高于健侧，手掌向上，防止关节外展、变形。

②向患侧侧躺时，背部垫枕头，健侧微倾向后，患侧的肩膀向前伸展，手肘伸直，双手间放置一个枕头，患侧髋部要伸直，膝部微屈，健侧腿可放置在舒适位置，双腿间放置枕头。

③向健侧侧躺时，患侧手臂及手部用枕头承托，尽量向前伸直，手不可伸出枕边，患侧髋部保持伸直，膝部微屈，用枕头承托。

2）防止足下垂，可在床尾放一长条硬枕，让患者双足底顶在硬枕上；压在双足上的被子不应太重；患肢下可放一软枕以抬高患肢。

3）协助患者做肢体主、被动活动，促进组织的新陈代谢、血液循环、神经肌肉功能的恢复，每天至少2次，每次20 min，被动活动时要注意活动各关节。

4）根据病情合理选用针灸、按摩等辅助治疗，合理安排患者的活动，促进患者运动功能的恢复。

（2）日常生活自理能力的训练。

1）协助完成日常生活，如进食、穿衣、如厕、大小便。

2）鼓励患者利用现有的能力，借助辅助工具进行日常活动。

3）应有充足的训练时间，并给予鼓励。

6. 心理护理

瘫痪患者生活不能自理，思想压力很大，多表现为忧愁、沮丧、脾气暴躁等。护理人员应理解、安慰患者，鼓励患者接受事实，树立战胜疾病的信心，积极配合治疗，保持稳定、乐观、积极的情绪。协助满足患者生活需要，特别在康复锻炼时，要有耐心、诚心并给予心理上的支持。

第九节　肌萎缩

肌萎缩即肌肉萎缩，是指引起肌肉纤维变细、肌肉力量逐渐减弱、灵活性逐渐降低的一组疾病。多为肌肉本身病变或神经系统功能障碍所致。肌萎缩的影响有多大，取决于疾病的类型。大多数肌萎缩患者的情况会逐渐变差，一些人会丧失走路、说话或自理的能力。但是，并不是每个患者都会如此。一些患者可以多年维持较轻的症状。肌萎缩好发于肌肉营养状态差、有脊髓疾病、长期卧床等人群。

【分类】

1. 神经源性肌萎缩

神经源性肌萎缩是指神经肌肉接头之前的神经结构病变所引起的肌萎缩，此类肌萎缩常起病急、进展较快，但随病因而异。

（1）当损伤部位在脊前角细胞时，受累肢体的肌萎缩呈节段性分布，伴肌力减低、腱反射减弱和肌束震颤，一般无感觉障碍；延髓运动神经核病变时，可出现延髓麻痹、舌肌萎缩和肌束震颤。常见于急性脊髓灰质炎、进行性脊肌萎缩症和肌萎缩侧索硬化症等。

（2）当损伤部位在神经根或神经干时，肌萎缩常呈根性或干性分布。单纯前根损伤所引起的肌萎缩和脊髓前角的损害相似，但后根同时受累则出现感觉障碍和疼痛。常见于腰骶外伤、颈椎病等。

（3）多神经根或神经丛的损害常出现以近端为主的肌萎缩，常见于急性炎症性脱髓鞘性多发性神经病。

（4）单神经病变时，肌萎缩按照单神经支配的范围分布。神经源性肌萎缩肌电图显示病变部位纤颤电位或高于运动单位电位，肌肉活检可见肌纤维数量减少并变细、细胞核集中和结缔组织增生。

2.肌源性肌萎缩

肌源性肌萎缩指神经肌肉接头突触后膜以后，包括肌膜、线粒体、肌丝等病变所引起的肌萎缩，常见于进行性肌营养不良、强直性肌营养不良和肌炎等。

3.失用性肌萎缩

失用性肌萎缩常见于脑血管病等上运动神经元损害引起的失用性肌萎缩等。

4.其他原因性肌萎缩

如肌肉血管病变引起的缺血性肌萎缩等。

【主要表现】

横纹肌的萎缩包括大腿肌肉萎缩、腓肠肌萎缩、肩胛带肌肉萎缩、面部肌肉萎缩、骨间肌和鱼际肌萎缩等。

（1）大腿肌肉萎缩：主要是由于股四头肌萎缩，在髋关节及膝关节相关疾病（如髋膝关节炎、股骨头坏死及下肢骨折）患者中较为常见。绝大多数有中晚期髋膝关节相关疾病的患者，由于下肢活动受限，大腿肌肉萎缩现象更为普遍。失用性肌萎缩患者经过积极康复训练后，多数能恢复，少数患者因情况严重而无法完全恢复，影响生活质量。

（2）腓肠肌萎缩：腓肠肌为小腿的主要肌肉。腓肠肌萎缩多见于由于各种原因引起的足踝部活动受限，如腓总神经损伤、踝关节骨折等。

（3）肩胛带肌肉萎缩：常见于四肢近端及躯干肌，如颈肌和肩胛肌的萎缩和无力。患者可表现为抬头需要手部的辅助才能完成，或是肩胛部出现翼状肩。

（4）面部肌肉萎缩：早期可表现为眼轮匝肌不自主间歇性抽搐（如眼皮跳、眼周抽搐等），随后可逐渐扩展至一侧面部，严重可累及同侧颈阔肌，导致患者无法完成皱眉、闭眼、鼓腮等动作。

（5）骨间肌和鱼际肌萎缩：手部的肌肉萎缩多从一侧或双侧小肌肉萎缩无力开始，大、小鱼际处（手掌上的肌肉）较为明显，多为外伤或挤压造成的尺神经和正中神经损伤引起。

【护理评估】

（1）病情观察，在充分评估患者肌萎缩的基础上注意原发病的观察。

（2）评估患者生命体征、意识状态、失语、偏瘫等症状。

（3）评估患者基本情况，如面容、口唇、甲床、呼吸频率、血氧饱和度，以及有无呼吸困难等。

（4）了解肌电图、诱发电位等辅助检查结果。

（5）评估患者吞咽情况，予以洼田饮水试验、吞咽造影检查或纤维内镜下吞咽功能检查，气管切开患者使用染料测试等方法评定，了解患者有无进食哽咽、吞咽困难、进食时间延长等。

【护理问题】

(1)呼吸困难(呼吸肌萎缩)。
(2)吞咽困难(吞咽肌萎缩)。
(3)有误吸的风险。
(4)有受伤的危险。
(5)自理能力缺陷。

【护理措施】

以病因治疗为主,辅助康复和营养治疗。

1. 一般护理

舒缓情绪,加强营养和锻炼。

2. 饮食护理

(1)体位:对不能坐者,将床头抬高30°仰卧,头部前屈位,偏瘫侧肩部垫枕,喂食者位于患者健侧,进食结束保持床头抬高30 min,防止食物反流。

(2)食具选择:宜用长而小的勺子从健侧喂食,尽量把食物放在舌根部,进食速度不宜过快,进食时间控制在20~30 min。

(3)食物形态:原则是先易后难,从流质到半流质再到普食,避免干燥难嚼或者松散的食物。

(4)对无法经口进食者,通过胃(肠)管喂食以提供充足能量及营养素。

3. 生活护理

(1)合理锻炼。注意劳逸结合,避免大强度的功能锻炼,因其会导致肌肉疲劳且不利于肌肉功能的恢复及骨骼肌细胞的再生和修复。

(2)预防感冒、胃肠炎。肌萎缩患者由于自身免疫功能低下,或者存在着某种免疫缺陷,一旦感冒,则会出现病情加重,病程延长,肌萎缩无力、肌跳加重。胃肠炎可导致肠道菌群功能紊乱,尤其病毒性胃肠炎对脊髓前角细胞有不同程度的损害,从而使肌萎缩患者病情反复或加重。肌萎缩患者维持消化功能正常是康复的基础。

4. 用药护理

对肌萎缩患者,药物的作用主要是营养神经、促进神经细胞修复、镇痛、免疫治疗。神经营养药物有维生素 B_1、维生素 B_6、维生素 B_{12} 等,镇痛药物有阿米替林、卡马西平等,免疫治疗类药物有环磷酰胺、他克莫司、丙种球蛋白等。

5. 康复运动治疗

康复运动治疗可以刺激萎缩的肌肉,促进肌肉纤维生长,康复运动治疗后肌肉力量可以得到明显的恢复，可减少或减轻后遗症的发生。康复运动应循序渐进，运动以患者耐受力为度，幅度由小到大，而对肌肉超负荷刺激，常常会引起严重的并发症，如肌肉关节的损伤疼痛、骨折、肌肉痉挛加重等。

（1）四肢肌康复：主要是循序渐进地进行肌肉的负重和运动，如卧床抬腿、勾脚，从座位站起，在助步车的帮助下平地行走，以上康复训练需要在充分防护下进行。在康复运动的基础上结合低频脉冲电刺激可进一步改善肌肉功能。

（2）呼吸肌康复：建议患者通过吹气球的方式进行康复训练，部分住院患者有条件也可以使用呼吸锻炼器。

（3）吞咽肌康复：通过规律电流刺激、低频吞咽训练、冰刺激等方式进行。

6.误吸的预防及紧急处理

对吞咽困难患者，备吸痰、吸氧装置于床旁，采用正确的喂养方式，如患者出现呛咳、呼吸困难、发绀等，立即停止喂食，刺激咽喉以清除残渣，掌握海姆立克急救法，监测生命体征，配合医生做好抢救工作。

7.呼吸困难紧急处理

保持呼吸道通畅，吸氧，开放静脉通道，必要时配合医生进行气管插管或气管切开，用呼吸机辅助呼吸。

8.心理护理

嘱患者保持乐观和积极向上的心态。长期处于精神紧张、压抑、焦躁、恐惧等不良情绪中，会造成大脑对兴奋和抑制的异常调节，加重肌萎缩的进展。

第十节　共济失调

共济运动是指在前庭、脊髓、小脑和锥体外系共同参与下完成运动的协调和平衡。共济失调指小脑、本体感觉以及前庭功能障碍导致的运动笨拙和不协调，累及躯干、四肢和咽喉肌时可引起身体平衡、姿势、步态及言语障碍。

【分类】

1.小脑性共济失调

（1）姿势和步态异常。
（2）随意运动协调障碍。
（3）言语障碍。
（4）眼球运动障碍。

（5）肌张力减低。

2. 大脑性共济失调

（1）额叶性共济失调：由额叶或额桥小脑桥束病变引起，见于肿瘤、脑血管病等。

（2）顶叶性共济失调：表现为对侧肢体不同程度的共济失调，闭眼时症状明显，深感觉障碍多不重或为一过性；两侧旁中央小叶后部受损可出现双下肢感觉性共济失调及大小便障碍。

（3）颞叶性共济失调：为颞叶或颞桥束病变引起，见于脑血管病及颅高压压迫颞叶时。

（4）枕叶性共济失调：为枕叶或枕桥束病变引起，见于肿瘤、脑血管病等。

3. 感觉性共济失调

本体感觉（深感觉）障碍使患者不能辨别肢体的位置及运动方向，出现感觉性共济失调。深感觉传导路径中脊神经后根、脊髓后索、丘脑至大脑皮质顶叶任何部位的损害都可出现深感觉性共济失调。多见于脊髓后索和周围神经病变，也可见于其他影响深感觉传导路径的病变等。

4. 前庭性共济失调

前庭损害时，患者失去身体空间定向能力，从而产生前庭性共济失调。多见于内耳疾病、脑血管病、脑炎及多发性硬化等。

【护理评估】

1. 病史

了解患者起病的缓急，运动障碍的性质、分布、程度及伴发症状；饮食和食欲情况，是否饱餐或酗酒；过去有无类似发作病史；是否因肢体运动障碍而产生急躁、焦虑情绪或悲观、抑郁心理。

2. 身体评估

（1）共济运动：观察患者日常生活动作，如吃饭、穿衣、系扣子、走路、书写、站立姿势等活动是否协调，有无动作性震颤、言语顿挫等；做指鼻试验、轮替试验、反跳试验、跟-膝-胫试验、起坐试验检查。

（2）协调与平衡功能：观察患者在站立、坐位和行走时是否能静态维持、动态维持和抵抗轻外力作用维持平衡；判断有无协调障碍、平衡障碍，发现影响因素，预测可能发生跌倒的危险性。同时注意患者有无不自主运动及其形式、部位、程度、规律和过程，以及与休息、活动、情绪、睡眠、气温等的关系。

（3）日常生活活动能力：目前广泛使用 Barthel 指数评定。

【护理问题】

(1)躯体活动障碍。

(2)有失用综合征的危险。

(3)跌倒的风险。

【护理措施】

1. 一般护理

(1)环境与休息：保持病房安静舒适，病房室内空气清新，温湿度适宜。病情平稳时应鼓励患者下床活动，预防跌倒、坠床事件的发生。

(2)安全护理。

1)重点要防止坠床和跌倒，确保安全。床铺高度适中，应有保护性床档；呼叫器和日常生活用品应置于床头患者伸手可及处；走廊、厕所要装扶手，配置牢固、高度适中的坐便器、沙发或椅，利于患者坐下或站起。运动场所要宽敞明亮，无障碍物阻挡，建立"无障碍通道"；地面要保持平整干燥，防湿、防滑，去除门槛；患者最好穿防滑软橡胶底鞋，穿棉布衣服，衣着应宽松；对步态不稳者，应选用三角手杖等合适的辅助工具，并有人陪伴，防止受伤。

2)加强安全知识宣教，使患者了解自身的活动能力，增强安全意识。嘱患者家属24 h留人陪伴，防止跌倒、坠床等意外事件发生。

2. 饮食护理

保证营养的摄入，增强机体抗病能力，给予富含高热量、高蛋白质、高维生素、粗纤维的食物，及时补充水分，保证患者水、电解质平衡。吞咽障碍的患者应根据医嘱留置胃管，给予鼻饲饮食。

3. 生活护理

评估患者的日常生活活动能力，根据自理程度给予相应的协助。鼓励患者学会照顾自己的起居活动，做力所能及的事。如患者存在自理能力的缺陷，适当协助患者相应的生活护理。鼓励和帮助患者摄取充足的水分和均衡的饮食，养成定时排便的习惯。注意口腔卫生，保持口腔清洁。协助患者洗漱、进食、如厕、沐浴和穿脱衣服等，增进舒适感和满足患者的基本生活需求。

4. 用药护理

向患者及其家属讲解药物的作用、用法及不良反应，及时给予正确的指导。遵医嘱服药，切勿私自停药或改变服药剂量。有不良反应出现时及时就医。

5. 康复护理

（1）步态训练：让患者双眼直视前方，身体直立，起步时足尖要尽量抬高，先足跟着地后足尖着地，跨步要尽量慢而大，双上肢尽量在行走时前后摆动。

（2）平衡活动：坐位和站立位较慢的重心转移训练可帮助患者锻炼肢体的稳定性。因此指导患者进行运动转移训练，从坐到站、跨步、行走，逐渐增加活动的复杂性，增加重心转移的范围或者可附加上肢的作业疗法，如从地上拾起东西。并鼓励患者在力所能及的情况下加快速度。

6. 心理护理

给患者提供有关疾病、治疗及预后的可靠信息；关心、尊重患者，多与患者交谈，鼓励患者表达自己的感受，指导克服焦躁、悲观情绪，适应患者角色的转变；避免任何不良刺激和伤害患者自尊的言行，尤其在协助患者进食、洗漱和如厕时不要流露出厌烦情绪；正确对待康复训练过程中患者所出现的诸如注意力不集中、畏难、缺乏主动性、悲观及急于求成心理等现象，鼓励患者克服困难，摆脱对照顾者的依赖心理，增强自我照顾能力与自信心；营造和谐的亲情氛围和舒适的休养环境，建立医院、家庭、社区的协助支持系统。

第十一节　躯体感觉障碍

躯体感觉是指作用于躯体感受器的各种刺激在人脑中的反应。一般躯体感觉包括浅感觉、深感觉和复合感觉。

【分型】

1. 刺激性症状

感觉传导受到刺激或兴奋性增高时出现刺激性症状，可分为感觉过敏、感觉倒错、感觉过度、感觉异常和疼痛。

2. 抑制性症状

由于感觉传导通路被破坏或功能被抑制，出现感觉(痛觉、温度觉、触觉和深感觉)减退或缺失。

3. 癔症性感觉障碍

癔症性感觉障碍表现为深浅感觉全部减低或丧失。

【护理评估】

1.浅感觉的评估

可以用普通的大头针检查痛觉，用棉签或软纸片检查触觉，用装热水(40~50 ℃)与冷水(5~10 ℃)的试管分别接触皮肤检查温度觉，如痛、触觉无改变，一般可不做温度觉检查。

2.深感觉的评估

(1)运动觉：嘱患者放松、勿动、闭眼，检查者轻轻夹住患者手指或足趾两侧，上下移动5°左右，嘱其说出移动的方向。如感觉不清楚，可加大活动幅度或再试较大的关节。

(2)位置觉：患者闭眼，移动患者的肢体或将肢体摆成某种姿势，请患者描述肢体所处位置。

(3)振动觉：将振动音叉(128 Hz)的手柄端置于骨突起处，如足趾、内外踝、胫骨、膝盖、髂嵴、肋骨、手指、桡/尺骨突处，询问有无振动感和持续时间，并对比两侧。

3.复合感觉的评估

(1)实体觉：患者闭眼，将熟悉的物体，如手机、钥匙、硬币等，放于患者手中，让其触摸和感受后，描述物体的大小、形状和名称，并对比两手。

(2)定位觉：患者闭眼，用手指或棉签轻触患者皮肤，让患者指出触及的部位。正常情况下指部或掌部误差不超过 3.5 mm。

(3)两点辨别觉：患者闭眼，用钝角的两脚规，交替地以一脚或双脚触及其皮肤，请患者报"一"或"二"；将两脚规的两脚分开至一定距离，接触患者皮肤，如感觉为两点可再缩小距离，直至两点接触被感觉为一点为止。正常身体各处能够辨别的两点间最小距离不同：指尖 2~4 mm，手背 2~3 mm，躯干 6~7 mm。

(4)图形觉：患者闭眼，用竹签在患者的皮肤上画各种简单图形，如圆形、三角形、方形等，请患者描述所画图形。

【护理问题】

(1)感知觉紊乱。
(2)皮肤完整性受损的风险。
(3)疼痛。

【护理措施】

1.一般护理

(1)询问感觉障碍的原因、分布、性质，并观察患者全身伴随症状及有无感觉异常引起的烦闷、忧虑，甚至失眠。

（2）安全护理。

1）感觉障碍的肢体要注意保暖，慎用热水袋或冰袋，防止患者被烫伤或冻伤，如必须使用热水袋保暖，水温控制在 50 ℃以内。使用冰袋降温时，须用毛巾包裹冰袋，防止冻伤。

2）擦浴时水温要适宜，控制在 50 ℃以内，由陪护人员试好水温后方可使用。

3）对骨突处可以使用泡沫敷料来预防压力性损伤；卧床患者可以使用气垫床改变身体受压点，也可以使用辅助用具如楔形垫置于骨突处等措施来预防压力性损伤。

4）外出活动要有专人看护，活动区要保持平整安全，避免患者接触利器。

5）饮食、饮水温度适宜，防止烫伤。

6）尽量不在患肢输液，防止药液外渗后患者无法感知。

（3）疼痛的护理。

1）了解疼痛的性质、部位及疼痛程度。

2）建立信赖关系，尊重患者的疼痛反应，介绍有关疼痛的知识，包括疼痛的机制、原因、如何面对疼痛以及缓解疼痛的相关方法。

3）避免过冷、过热的饮食及咖啡、酒等刺激性饮食，禁止吸烟，以免诱发疼痛或导致疼痛加重。

4）分散注意力，鼓励患者参加有兴趣的活动，如唱歌、打游戏、交谈、看电视、下棋、听音乐等。

5）有节律地按摩，在患者疼痛部位或身体某一部分皮肤上做环形按摩。

6）指导患者做有节奏的深呼吸，用鼻子吸气，然后慢慢从口将气体呼出，反复进行，以达到放松的效果。想象法和松弛法等有助于肌肉松弛，缓解焦虑，减轻疼痛。

2. 饮食护理

指导患者进食清淡、易消化、营养丰富的食物，避免过冷、过热的食物以及咖啡、酒等刺激性饮品，禁止吸烟。

3. 生活护理

（1）创造整洁、安静舒适的环境；保持床单位清洁、平整；避免温度过高或过低，避免锋利物品、强光、高频声音等刺激。可使用眼罩或窗帘遮挡阳光，减少视觉刺激。

（2）患者着柔软、舒适的棉质衣服，勤洗澡，保持皮肤清洁干燥；对卧床患者，给予温水擦浴，并保证患者至少每 2 h 翻身一次，且翻身时动作轻柔，防止牵拉、拖拽等过猛的动作。

（3）及时清理排泄物，保持会阴部及肛周皮肤的清洁、干燥。

4. 用药护理

指导患者按医嘱正确服用药物，做好患者的用药指导，包括药物的用法、作用、不良反应、注意事项等，观察患者服药后的反应。

5.康复护理

(1)可与康复师共同制订计划,合理进行肢体的主动运动、被动运动,以及进行按摩、针灸等。

(2)每日用温水擦拭感觉障碍的身体部位,以促进血液循环和刺激感觉恢复。

(3)感知觉训练应在患者情绪稳定且可配合的情况下进行,当患者出现情绪低落或灰心丧气时,不要对患者采取强制训练,可适当给予安慰和鼓励,待患者情绪稳定后再进行训练。

6.心理护理

(1)医护人员在护理中应耐心倾听患者主诉,多与患者交流,沟通时态度温和、语气委婉,避免使用刺激性语言。

(2)向患者讲解疾病的相关原因,了解其情感变化、心理状态,给予心理情感和精神上的支持。讲解疾病治疗成功案例,帮助患者及其家属树立信心,使其积极配合治疗,促进疾病的康复。

第十二节 不自主运动

不自主运动指患者在意识清楚的情况下,出现的不受主观控制的无目的的异常运动。

【分型】

不自主运动可以发生在身体的任何部位,可呈间歇性发作或持续存在。可严重干扰和妨碍患者的正常生活和工作。

1.震颤

震颤是主动肌与拮抗肌交替收缩引起的人体某一部位有节律的振荡运动。震颤可分为静止性震颤和动作性震颤。

(1)静止性震颤:常见于帕金森病。

(2)动作性震颤。

1)姿势性震颤:常见于特发性震颤、慢性乙醇中毒、肝性脑病、肝豆状核变性等。

2)运动性震颤:又称意向性震颤,多见于小脑病变,发生丘脑、红核病变时也可出现此种震颤。

2.舞蹈样运动

舞蹈样运动表现为耸肩、伸臂、摆手、转颈、抬臂和手指伸屈等动作,上肢比下肢重,远端比近端重,随意运动或情绪激动时加重,安静时减轻,入睡后消失。头面部可出现挤眉弄眼、噘嘴伸舌等动作。病情严重时肢体可有粗大的频繁动作。见于风湿性舞蹈症或亨廷顿病等，也可继发于其他疾病，如脑炎、脑血管病、颅内占位性病变、肝豆状核变性等。

3. 手足徐动症

手足徐动症又称指划动作或易变性痉挛。表现为上肢远端的游走性肌张力增高或降低，手腕及手指做缓慢交替性的伸屈动作。多见于脑炎、播散性脑脊髓炎、核黄疸和肝豆状核变性等。

4. 扭转痉挛

扭转痉挛又称变形性肌张力障碍，表现为躯干和四肢发生的不自主的扭曲运动。本症可为原发性遗传疾病，也可见于肝豆状核变性及某些药物反应等。

5. 抽动症

抽动症表现为挤眉弄眼、面肌抽动、鼻翼扇动、噘嘴。如果累及呼吸及发音肌肉，抽动时会伴有不自主的发音，或伴有秽语，故称"抽动秽语综合征"。抽动症常见于儿童，病因及发病机制尚不清楚，部分病例由基底核病变引起，有些与精神因素有关。

6. 偏身投掷运动

偏身投掷运动为一侧肢体猛烈地、投掷样地不自主运动，运动幅度大，力量强，以肢体近端为重。为对侧丘脑底核损害所致，也可见于纹状体至丘脑底核传导通路的病变。

【护理评估】

1. 肌张力

肌张力是肌肉松弛状态的紧张度和被动运动时遇到的阻力。

2. 肌力

肌力是受试者主动运动时肌肉收缩的力量，主要观察活动的速度、幅度、耐久度及对抗阻力的能力。肌力评估见表2-1。

表 2-1　肌力评估

分级	评估标准
0 级	完全瘫痪，肌肉无收缩
1 级	肌肉可收缩，但不能产生动作
2 级	肢体能在床上移动，但不能抵抗自身重力，即不能抬起
3 级	肢体能抵抗重力离开床面，但不能抵抗阻力
4 级	肢体能做抗阻动作，但力量较弱
5 级	正常肌力

3. 肌容积

检查肌肉的外形、体积，有无萎缩、肥大及其部位、范围和分布；确定是全身性、偏侧性、对称性还是局限性。

4. 共济运动

见本书第二章第十节共济失调的护理评估。

5. 不自主运动

观察患者有无不能控制的动作。

6. 协调与平衡功能

见本书第二章第十节共济失调的护理评估。

7. 日常生活活动能力

目前广泛使用 Barthel 指数评定。

【护理问题】

(1) 躯体活动障碍。
(2) 自我形象紊乱。
(3) 有受伤的危险。

【护理措施】

1. 一般护理

(1) 环境与休息：保持病房安静舒适，病房室内空气清新，温湿度适宜，病情平稳时应鼓励患者下床活动，预防跌倒、坠床事件的发生。

(2) 安全护理：重点要防止坠床和跌倒，确保安全。嘱患者家属 24 h 留人陪伴，防止跌倒、坠床等意外事件发生。加强安全知识宣教，使患者了解自身的活动能力，增强安全意识。

2. 饮食护理

鼓励患者进食清淡、易消化、营养丰富的食物，摄取充足的水分，忌辛辣刺激食物。

3. 生活护理

可根据 Barthel 指数确定患者的日常生活自理能力，给予相应的协助。卧床及瘫痪患者应保持床单位清洁、干燥、无渣屑，减少对皮肤的刺激；应用气垫床，抬高肢体，预防压力性损伤及静脉血栓形成；协助翻身、叩背、温水擦浴，促进肢体的血液循环，改善睡眠。

4.用药护理

根据不自主运动类型，遵医嘱用药，指导患者正确服用药物，详细介绍药物的作用、不良反应及注意事项，注意观察患者服药后的反应。

5.运动训练

运动训练应考虑患者的年龄、性别、疾病性质、体能及程度，选择合适的运动方式、持续时间、运动频率和进展速度。训练前帮助患者做好相应准备，注意合适的衣着、管路的固定等。并观察患者的一般情况，注意重要体征、皮温、颜色以及有无局部疼痛不适；同时注意保护或辅助患者，并逐渐减少保护或辅助量。

6.心理护理

关心、尊重患者，多和患者交流，鼓励患者表达自己的感受，指导其克服焦躁、悲观情绪；避免不良刺激和伤害患者自尊的言行；鼓励患者克服困难，摆脱对照顾者的依赖心理，增强自我照顾能力与自信心；营造和谐与舒适的休养环境，建立医院、家庭、社区的协助支持系统。

第十三节　尿便障碍

尿便障碍包括排尿障碍和排便障碍，主要为自主神经功能紊乱所致，病变部位在皮质、下丘脑、脑干和脊髓。尿便障碍不是一种病，而是由其他疾病引起的一个症状。

一、排尿障碍

排尿障碍是自主神经系统病变的常见症状之一，主要表现为排尿困难、尿频、尿潴留、尿失禁及自动性排尿等。本病为排尿中枢或周围神经病变所致，也可为膀胱或尿路病变引起。神经系统病变导致的排尿障碍可称为神经源性膀胱。主要有以下几种类型。

(1)感觉障碍性膀胱：病变损害脊髓后索或骶神经后跟，导致脊髓排尿反射弧的传入障碍，又称感觉性无张力膀胱。早期表现为排尿困难，膀胱不能完全排空，晚期膀胱感觉丧失，毫无尿意，尿潴留或尿液充盈至一定程度不能排出而表现为充盈性尿失禁。本症多见于多发性硬化、亚急性联合变性及脊髓结核损害脊髓后索或后根，也可见于昏迷、脊髓休克期。

(2)运动障碍性膀胱：病变损害骶髓前角或前根，导致脊髓排尿反射弧的传出障碍，又称运动性无张力膀胱。早期表现为排尿困难，膀胱不能完全排空，有膀胱冷热感和膨胀感，尿意存在，严重时有疼痛感，晚期表现为尿潴留或充盈性尿失禁。本症多见于急性脊髓灰质炎、吉兰–巴雷综合征等。

（3）自主性膀胱：病变损害脊髓排尿反射中枢(S_{2-4})、马尾或盆神经，使膀胱完全脱离感觉、运动神经支配而成为自主器官。临床表现为尿不能完全排空，咳嗽和屏气时可出现压力性尿失禁，早期表现为排尿困难、膀胱膨胀，后期为充盈性尿失禁。本症多见于腰骶段的损伤、肿瘤或感染导致的S_{2-4}(膀胱反射的脊髓中枢)损伤、马尾或盆神经损害而使排尿反射中断。

（4）反射性膀胱：当骶髓以上的横贯性病变损害两侧锥体束时，完全由骶髓中枢控制排尿，并引起排尿反射亢进，又称自动膀胱。多见于横贯性脊髓炎、脊髓高位性损伤或肿瘤。

（5）无抑制性膀胱：是皮质和锥体束病变使其对骶髓排尿中枢的抑制减弱所致。临床表现为尿频、尿急、尿失禁，常不能抑制，每次尿量少，排完后膀胱膨胀感仍存在。多见于脑肿瘤，特别是旁中央小叶附近的中线肿瘤、脑血管病、多发性硬化、颅脑术后及脊髓高位损伤恢复期。

二、排便障碍

排便障碍是以便秘、大便失禁、自动性排便及排便急迫为主要表现的一组症状，可由神经系统病变引起，也可为消化系统或全身性疾病引起。由神经系统病变引起的排便障碍多表现为以下几种情况。

（1）大便失禁：指粪便在直肠肛门时，肛门内、外括约肌处于弛缓状态，排便不受意识控制，不时流出，一般为稀软便。在神经系统疾病中，大便失禁常见于深昏迷或癫痫发作患者，也是先天性腰骶部脊膜膨出、脊柱裂患者的主要表现。

（2）便秘：指 2~3 d 或数天排便 1 次，粪便干硬。主要表现为便量减少、过硬及排出困难，可伴有腹胀、食欲缺乏、直肠会阴坠胀及心情烦躁等症状，严重时可有其他并发症。如排便用力时可诱发排便性晕厥、出血、脑卒中及心肌梗死等。常见于脑血管病、颅脑损伤、脑肿瘤、S_{2-4} 以上的脊髓病变等。

（3）自动性排便：脊髓病变引起高级中枢对脊髓排便反射的抑制中断，排便反射增强，引起不受意识控制的排便。见于各种脊髓病变。

（4）排便急迫：多为躯体疾病引起，有时见于腰骶部神经刺激性病变，此时伴有鞍区痛觉过敏。

【护理评估】

1. 排尿的评估

尿失禁程度分级如下。

0 级：完全节制排尿。

1 级：经常节制排尿，失禁次数每周小于或等于 1 次。

2 级：偶尔失禁，尿失禁次数每周大于或等于 2 次且每天少于 1 次。

3 级：经常失禁，每天都有尿失禁，但还有节制性排尿。

4级：排尿完全失去控制。

排尿一般评估以下内容。

(1)排尿次数、频率、时间、尿量和颜色等。

(2)排尿状态：排尿是否困难、排尿时有无疼痛感及烧灼感、有无尿失禁、有无残余尿。

(3)神经功能损伤的程度。

(4)带有导尿管的患者，评估留置导尿管的时间、有无尿路感染。

(5)患者排尿障碍的类型。

2.排便的评估

(1)评估既往的排便习惯。

(2)评估近几日及现在的排便次数、排便时间、粪质、排便的难易度、腹部饱胀感、残便感，有无肛门裂隙、出血等。

(3)评估肠鸣音的次数及性质，听诊时应在脐周至少听诊 1 min。

(4)评估排便异常的类型。

3.皮肤的评估

(1)失禁性皮炎分类工具。

0级(无失禁性皮炎)：皮肤完好，无发红，与身体其他部位皮肤比较无差别。

1级(轻度失禁性皮炎)：皮肤发红、红斑、水肿，但皮肤完整。

2级(中重度失禁性皮炎)：皮肤发红、水肿、水泡、溃烂、剥脱。

(2)压力性损伤评估。

1)Braden 压疮危险因素预测量表。

2)压力性损伤分期评估：1期、2期、3期、4期、不可分期阶段、深部组织损伤。

3)危险因素评估：患者疾病本身因素、医源性因素。

【护理问题】

(1)有皮肤完整性受损的危险。

(2)有感染的危险。

(3)水、电解质紊乱。

(4)舒适度下降。

【护理措施】

1.排尿障碍的护理

(1)尿失禁患者的护理。

1)一般护理：为患者创造一个隐蔽的排尿环境，调节好室温，注意用屏风等遮挡以避免寒冷和羞耻感。尤其对尿频者，床位应靠近厕所，必要时将便器置于床旁。

2)饮食护理：指导患者日间摄入 3000 mL 以上的液体，包括食物、饮料、汤汁，鼓励患者多摄取维生素 C、五谷类、肉类、绿叶蔬菜等，酸化尿液，避免细菌繁殖，预防尿路感染。避免饮茶、咖啡、酒，夜间控制饮水，以保证睡眠。

3)生活护理：指导患者做好会阴部卫生，养成良好的卫生习惯，避免盆浴；内裤要透气吸汗，避免过紧，以减少细菌滋生的机会；保持皮肤清洁干燥、无异味，会阴部、臀部尿湿后及时更换尿垫，用清水擦洗。皮肤表面可涂油剂等以保护皮肤。男性尿失禁患者可使用一次性保鲜袋行假性导尿，每 2 h 更换 1 次，观察局部皮肤有无浸渍，保鲜袋下面阴囊上面覆盖纯棉小毛巾并随时清洗，防止一次性保鲜袋直接与皮肤接触，造成潮湿的环境。

4)康复护理。①盆底部肌肉的锻炼：指导患者不要挤压胃，不要收缩臀部、大腿肌肉，要把注意力集中在盆底部。训练时先收缩 10 s，然后再放松 10 s。患者也可以从 3 s 或 5 s 开始并逐渐延长。每天训练要达到 50 下，但每次不要超过 25 下。告诉患者训练 2~4 周后才会出现效果。②膀胱训练：让患者憋尿，使每次排尿间隔时间逐渐延长，直至延长至正常间隔。开始时每隔 2 h 使用便器 1 次，夜间间隔 4 h 使用便器 1 次，以后间隔时间逐渐延长。③习惯训练：让患者在通常发生尿失禁的时间之前排尿。根据患者尿失禁的不同类型及排尿频次安排时间，可以采用不固定的时间，如在晨起、餐后、服用利尿药后排尿；也可缩短排尿间隔的时间，以控制尿失禁的发生。

5)心理护理：针对引起排尿异常的不同病因进行心理护理，情绪紧张、焦虑、烦躁不安及羞耻感均可造成心理压力过大，久之患者可丧失自信和生存信念，护理人员要加强与患者的交流和沟通，鼓励患者坚定信心，配合治疗，坚持康复训练。

(2)尿潴留患者的护理。

1)提供隐蔽的排尿环境，调整体位和姿势。

2)应观察其最后排尿的时间，是否有下腹部胀满，是否经常有尿液流出，水摄入量的增减等。

3)利用条件反射诱导排尿，如帮助去厕所、用听流水声等方法。也可以进行热敷、按摩膀胱，但要注意手法，力度要适中，不要用力过猛。也可针刺中极、三阴交等穴位刺激排尿。

4)指导患者养成定时排尿的习惯，教会患者正确的自我放松方法。

5)必要时根据医嘱行导尿术。

(3)留置导尿管患者的护理。

1)对留置导尿管者，鼓励患者多饮水，每日饮水量约 2000 mL，以达到自然冲洗尿路的目的。

2)训练膀胱反射功能，可采用间歇性夹管方式，3~4 h 开放 1 次，使膀胱定时充盈和排空，促进膀胱功能的恢复。

3)注意患者的主诉并观察尿液情况，发现尿液混浊、沉淀、有结晶时，应及时处理，遵照医嘱及时进行尿常规检查。

4)保持尿道口清洁，用碘伏擦拭尿道口，每日 2 次。

5)需长期留置导尿管的患者，定期更换导尿管、集尿袋；保持引流通畅，避免导尿管受压、扭曲；离床活动时，妥善固定导尿管，以防导尿管脱出。集尿袋不得超过膀胱高度并避免受压，防止尿液反流导致逆行感染。每次更换导尿管前观察患者排尿情况，如膀胱功能恢复，尽早拔除导尿管。

2. 排便障碍患者的护理

（1）大便失禁的护理。

1）控制腹泻，维持水电解质平衡。

2）病情观察：①排便状态及粪便性状。不同原因引起的腹泻，可产生不同的粪便特征。应注意正确记录大便次数、量、形状、颜色、气味等，并及时送检大便标本。②脱水的观察。应注意观察和估计脱水的程度，每小时要监测出入量情况；同时注意观察患者的神志及生命体征变化，及时给予液体、电解质、营养物质的补充，以满足患者每日需要量，补充额外丢失量，维持血容量，防脱水和循环衰竭发生。

3）可将女性卫生棉条放置在患者的肛门内，每2~4 h进行更换，更换时将大便彻底清理干净，保持肛周皮肤干燥，并更换新的棉条。此法适用于肌肉无力或脊髓病变的患者。

4）肛管引流：将肛管一端按照灌肠的方法放置于肛门内，另一端连接尿袋或其他容器。此法适用于肛周括约肌紧张的患者。

5）饮食护理：应进食清淡、少渣、易消化、营养丰富的高蛋白、高热量、高维生素和矿物质的食物。忌食豆类和乳制品，以防肠胀气。腹泻好转后逐渐增加食量，以利于恢复体力，维持体重。

6）药物治疗：腹泻患者，应以病因治疗为重点，遵医嘱给予止泻药。指导患者遵医嘱按时服药，不能自行吃药或停药，尤其注意勿滥用止泻药，以免造成便秘和成瘾。

7）皮肤护理：粪便中含有酸性及消化酶等刺激性物质，频繁排便可使肛周皮肤受损，引起瘙痒、疼痛、糜烂及感染。应指导和帮助患者排便后用软布清洗肛门及周围褶皱处皮肤。局部可湿热敷，肛周可涂敷抗生素软膏，以保护肛周皮肤、促进溃疡愈合。

8）康复训练：肛门括约肌及盆底部肌肉收缩的锻炼，指导患者取坐位或卧位尝试做排便动作，先缓慢收缩肌肉，后缓慢放松，每次10 s左右，连续10次，每次锻炼20~30 min，次数以患者不疲乏为宜。

9）心理护理：保持心态平衡，腹泻可由生理及心理因素引起。精神紧张可刺激自主神经，造成肠蠕动增加及黏液分泌亢进。因此，必须使患者情绪稳定。可通过解释、鼓励和提高患者的认知水平来调节情绪。建立整齐清洁的休养环境，保证患者安静、舒适地休息。

（2）便秘的护理。

1）一般护理：①病情观察。密切注意患者排便的情况，粪便的性质、颜色及量，观察有无伴随症状，病情变化随时做好记录。②创造舒适安静的生活环境。尽量避免如厕时受外界因素的干扰，保持厕所清洁。③培养定时排便习惯。生活规律，定时进餐、定时排便。协助并鼓励患者每日晨起坐盆或蹲10~20 min。因晨起后易引起胃、结肠反射，此刻训练排便，易建立条件反射，日久可养成定时排便的好习惯。

2）适当锻炼：适当增加全身运动量，增加直肠血供及肠蠕动，以利于排便。如保持膝部伸直做收腹抬腿及仰卧起坐动作，并教会患者做提肛收腹运动，或顺肠蠕动的方向做腹部按摩，每日数次。

3）用药护理：遵医嘱给予药物治疗，常用口服缓泻药，如乳果糖、番泻叶泡茶等。应用缓泻剂应注意药物起作用的时间，避免影响患者的休息。直肠常用药物有甘油灌肠剂、开塞露等。使用时应注意尽量使药液在肠道内保留 15~20 min，以达到疗效。注意观察用药后的排便情况。必要时遵医嘱灌肠。

4）饮食护理：合理安排日常饮食，鼓励患者多食用含纤维素高的食物，如玉米、荞麦面、蔬菜、水果等，还可以增加花生油、芝麻油等油脂的摄入；每天清晨最好空腹饮 1 杯水，每天保证饮水量为 1500~2000 mL，可喝些蜂蜜水或淡盐水。

5）心理护理：加强与患者的交流和沟通，仔细倾听患者的诉说，给予患者精神安慰与支持。与患者一起寻找便秘的原因，共同制订训练排便计划，消除患者心理不安因素及减轻其精神压力等。为患者提供舒适安静的休养环境，保证其充分休息，增强其战胜疾病的信心。

第十四节　颅内压异常

颅内压（intracranial pressure，ICP）是指颅腔内容物对颅腔内壁的压力。脑脊液循环畅通时，通常以侧卧位腰段蛛网膜下腔穿刺所测的脑脊液静水压力为代表，亦可用颅内监护系统测得。正常人颅内压为 80~180 mmH$_2$O，女性稍低，儿童 40~100 mmH$_2$O。在病理状态下，压力>200 mmH$_2$O 时提示颅内压增高，压力<60 mmH$_2$O 提示颅内压降低。

1. 颅内压增高

颅内压增高是指在病理状态下，颅内压力超过 200 mmH$_2$O，常以头痛、呕吐、视盘水肿为主要表现，多为颅腔内容物的体积增加并超出颅内压调节代偿的范围，是颅内多种疾病所共有的临床综合征。颅内压增高的类型有以下几种。

（1）弥漫性颅内压增高：多为弥漫性脑实质体积增大所致，其颅腔部位压力均匀增高而不存在明显的压力差，故脑组织无明显移位，即使颅内压力很高，也不至于发生脑疝。见于弥漫性脑膜脑炎、弥漫性脑水肿、交通性脑积水、蛛网膜下腔出血等。

（2）局限性颅内压增高：多为颅内局灶性病变所致，其病变部位压力首先增高，与邻近脑组织形成压力差，脑组织通过移位将压力传递至邻近部位，故易发生脑疝。见于颅内占位性病变、大量脑出血、大面积脑梗死等。

2. 颅内压降低

颅内压降低又称低颅压，是指脑脊液压力降低（<60 mmH$_2$O）而出现的一组综合征。临床上主要以直立性头疼和腰穿脑脊液压力降低为特征。

【护理评估】

1. 颅内压数值

颅内压数值可以通过腰椎穿刺术测得，侧卧位的正常压力一般为 80~180 mmH$_2$O，压力>200 mmH$_2$O 提示颅内压增高，压力<60 mmH$_2$O 提示颅内压降低。

2. 病情评估

(1)颅内压增高。

1)头痛为最常见、最早出现的症状，多为持续性钝痛、跳痛或胀痛，可阵发性加剧。常见表现：患者在安静状态下突然主诉头痛；意识障碍患者突发烦躁不安；患者清晨头痛或下半夜被痛醒；患者用力咳嗽、排便或较久屈颈、弯腰时头痛加重。

2)呕吐的常见表现：患者于清晨或头痛剧烈时出现呕吐；患者进食与否均可出现呕吐；呕吐呈喷射性。

3)视盘水肿的常见表现：患者主诉视物模糊；行眼底检查时可见该表现。

(2)低颅压：头痛呈挤压性，多不发生剧烈头痛且与体位有明显关系，如坐位或头高位时头痛加重，平卧位或头低时症状减轻或消失，这是区别低颅压与颅内压增高的一个重要依据。低颅压患者常表现"一低二快"，即血压偏低、脉搏细数、呼吸略快，严重时表现为情绪淡漠、嗜睡，且症状与体位有明显关系。头低或平卧位时，症状明显减轻；头高或直立位时，症状加重。

【护理问题】

(1)潜在并发症：脑疝。
(2)疼痛(头痛)。
(3)有感染的风险。
(4)有误吸的风险。

【护理措施】

1. 一般护理

(1)对低颅压患者，给予头低脚高体位，将床尾抬高 10°~30°，以减轻低颅压性头痛，并协助患者调整到舒适的体位，多卧床休息。对颅内压增高患者，将床头抬高至 15°~30° 的斜坡位，这有利于静脉回流，减轻脑水肿。对昏迷患者，取侧卧位，便于呼吸道分泌物排出。护理操作活动尽量在患者卧位进行。腰穿后去枕平卧 4~6 h，避免头部抬起、振动或突然改变体位，以免脑脊液漏，加重头痛。对头痛头晕、视物不清的患者，应安排专人守护，并应动态监测生命体征变化，密切观察意识、瞳孔变化。

(2)危重患者要绝对卧床休息，保持病房安静。清醒患者不要提重物或坐起。遵医嘱予以吸氧、镇痛、退热，且应维持水电解质平衡、纠正酸碱紊乱并提供足量营养支持。高热、躁动、呼吸不畅、癫痫发作、便秘等因素易造成患者颅内压暂时升高,通过给予退热、镇静、吸痰、控制抽搐和缓和导泻等合理的护理措施,往往可使患者颅内压力回降至正常水平。这既减轻了患者的颅内高压症状,同时又避免了降颅内压药物的过度使用。

2. 意识状态观察

使用 GCS 评估判断意识障碍程度。

3. 瞳孔的监测

瞳孔的改变是护士应密切观察的重点之一。护士需定时监测患者的瞳孔大小及对光反应,并记录在护理记录单中。特别是交接班时,应将患者的瞳孔变化情况进行交接,以便及时发现患者病情变化前兆。

(1)瞳孔散大:一侧瞳孔散大见于脑底动脉瘤。幕上一侧半球出血、脑肿瘤等颅内压增高所致的天幕疝压迫动眼神经时,也可出现单侧瞳孔散大。脑膜炎、颅底外伤或糖尿病也可出现一侧瞳孔散大。双侧瞳孔散大主要由副交感神经损伤引起。脑干损伤严重,造成脑缺氧、脑疝时,双侧瞳孔散大,对光反应消失。双侧瞳孔散大还可见于癫痫大发作后或深昏迷。

(2)瞳孔缩小:双侧瞳孔缩小主要为交感神经损伤所致,见于镇静安眠药、氯丙嗪和有机磷中毒时。瞳孔针尖样缩小见于吗啡类药物中毒或脑桥病变时。一侧瞳孔缩小伴有同侧眼裂变小、眼球内陷和面部少汗,则为 Horner 综合征。

4. 头痛护理

头痛为最突出的症状,在护理中首先要注意观察患者头痛的部位、性质,头痛加剧的时间、诱因,头痛的频率、有无伴随症状等。要尽量保持病房安静、舒适,减少声、光对患者的不良刺激。给患者取舒适的体位,减少不良的情绪刺激。冷敷患者的头部可以缓解头痛症状(如使用冰袋或冰帽)。必要时给予镇静镇痛药。

5. 饮食护理

留置胃管或鼻肠管,及时监测胃残余量,防误吸。

6. 颅内压增高的护理

(1)去骨瓣减压术的护理。

1)术后引流管的观察及护理。术后患者取仰卧位,床头抬高30°,引流管自然放置在床头,并保持引流管的通畅。要密切观察引流液的量、色、性质并及时记录。患者意识障碍,需要防止患者拉扯引流管,必要时用约束带约束其双手。由于引流袋高度与头部创腔的高度一致,应使用一次性密闭式引流装置,每日更换引流装置并严格无菌操作,避免引流液逆流,预防感染。

2)骨窗张力的观察。通过观察骨窗张力可直接判断颅内压变化。观察骨窗张力是术后护理的重要环节,轻触骨窗部位,感受骨窗张力,观察骨窗皮肤的紧张度、颜色、血运情况，如张力有持续升高的趋势，及时通知医生。在重度脑膨出时避免长期患侧卧位，改变体位时勿过于剧烈，避免碰撞缺损区域；避免局部受压，导致发生颅内压增高或颅内再出血。减压窗勿置于较硬物体上。早期应避免抓挠手术切口，以防止感染。

（2）脑室引流术的护理。

1）做好引流管的固定。将引流管连接在床头的引流瓶上，引流瓶的高度应距离外耳道/穿刺点 15 cm 左右并妥善固定。

2）确保引流管的畅通。引流管发生阻塞的处理措施有：查看颅外引流管是否存在折叠、扭曲情况，如有应尽快予以处理；需要通知医生，重新调整引流管的位置；观察引流液的性质、流量及颜色。护士应记录下患者 24 h 内的引流量、颜色及性质。

7. 冬眠低温疗法的护理

冬眠低温疗法是应用药物和物理方法降低体温，使患者处于亚低温状态，其目的是降低脑耗氧量和脑代谢率，减少脑血流量，增加脑对缺血缺氧的耐受力，减轻脑水肿。适用于各种原因引起的严重脑水肿、中枢性高热患者。但儿童和老年人慎用，休克、全身衰竭或有房室传导阻滞者禁用。

（1）运用冬眠低温疗法前应观察患者的生命体征、意识、瞳孔和神经系统病症并记录，并以此作为治疗后观察对比的基础。

（2）先按医嘱静脉滴注冬眠药物，通过调节滴速来控制冬眠深度，待患者进入冬眠状态，方可开始物理降温。若未进入冬眠状态即开始降温，患者的御寒反应会使其出现寒战，使机体代谢率增高、耗氧量增加，反而增高颅内压。

（3）降温速度以每小时下降 1 ℃为宜，降至肛温 34 ℃较为理想，体温过低易诱发心律失常。

（4）在冬眠降温期间要预防肺炎、冻伤及压力性损伤等并发症，并严密观察患者生命体征变化。若脉搏超过 100 次/min，收缩压低于 100 mmHg，呼吸慢而不规则时，应及时通知医生停药。

（5）冬眠低温疗法时间一般为 3~5 d，停止治疗时先停物理降温，再逐步减少药物剂量或延长相同剂量的药物维持时间，直至停用，避免体温大幅度变化。

8. 腰椎穿刺护理

术后去枕平卧 4~6 h，如颅压低时取头低脚高位卧床 24 h；术后要严密观察患者面色、神志、瞳孔、生命体征的变化，有无恶心、呕吐，如有上述症状应多饮水，必要时给予镇静剂。

9. 用药护理

（1）脱水药物：脱水药物是治疗脑水肿和降低颅内压的首选药物。应用甘露醇时，大剂量应用可使肾血管和肾小管的细胞膜通透性发生改变，造成肾组织水肿、肾缺血及肾小管坏死。

1）每日准确记录患者的出入量变化，观察尿液颜色、性质、量。

2）掌握脱水药物的使用方法。

3）在长期用脱水疗法进行治疗的过程中，须警惕水和电解质的失衡，密切观察血压的变化。利尿药的长期应用可引起失钾、失氯，故应密切监测电解质的变化；对有高血压病、高脂血症、糖尿病的患者，应用多种药物前应了解患者肾功能情况；出现心脏衰竭时输入速度不可过快，并注意患者生命体征变化。

（2）抗凝、抗血小板聚集药物：使用抗凝、抗血小板聚集药物前，须关注患者的凝血功能情况，使用该类药物期间须关注患者主诉，观察患者神志有无加重，有无血尿、血性便排出，如皮肤出现瘀斑，须关注瘀斑部位、面积、颜色，并及时通知医生。告知患者活动过程中注意避免磕碰、外伤，使用软毛牙刷等。

（3）其他药物：针对患者使用或服用各类药物的使用方法、注意事项、不良反应等应向患者进行讲解，使其做到正确使用或服用药物。

10. 康复护理

护理人员每天都要对患者进行相关保健知识和康复知识的讲解。告知患者如出现头晕、恶心、呕吐、头痛等不适时，需卧床休息并及时通知医护人员。当患者出现肢体肌力下降时，需帮助并告知患者摆放肢体的意义及摆放方式。鼓励其积极参与各项治疗和功能训练，如肌力训练、步态平衡训练、排尿功能训练，最大限度地恢复其生活能力。

11. 心理护理

护理人员首先应对患者的具体情况进行了解，以温和的语言对患者进行安慰，建立良好的护患关系，使患者依赖、信任护理人员。

第十五节　脑疝

脑疝是颅内压增高的严重后果，使部分脑组织因颅内压力差而出现移位，当移位超过一定的解剖界限时则称为脑疝。临床上最常见、最重要的是小脑幕裂孔疝和枕骨大孔疝，也可见中心疝。疝出的脑组织会压迫脑的重要结构或生命中枢，若发现不及时或救治不力，可导致严重后果并危及生命，应予以高度重视。

【分型】

1. 小脑幕裂孔疝

因颅内压增高而移位的脑组织由上而下挤入小脑幕裂孔，统称为小脑幕裂孔疝。小脑幕裂孔疝又可分为外侧型（钩回疝）和中央型（中心疝）。

2. 枕骨大孔疝

小脑扁桃体及邻近小脑组织向下移位经枕骨大孔疝入颈椎管上端称为枕骨大孔疝。枕骨大孔疝可分为慢性枕骨大孔疝和急性枕骨大孔疝。

【护理评估】

(1)监测患者的生命体征,如体温、脉搏、呼吸、血压,并注意神志、瞳孔及尿量等的变化。

(2)观察有无头痛、呕吐等。注意呕吐物性状,观察是否有脑疝的形成,如出现两侧瞳孔不等大、脉搏缓慢、意识模糊、剧烈头痛、喷射性呕吐等。

(3)结合CT、MRI、腰穿检查结果评估病情。

(4)评估患者对疾病的认识和心理状态。

(5)病情评估。

1)钩回疝:颅内压增高的症状明显加重,出现意识障碍、动眼神经麻痹、锥体束受损、生命体征改变等。患者头痛程度加剧、呕吐频繁、烦躁不安;患者出现嗜睡、昏睡或昏迷;患者早期瞳孔轻度散大、对光反应迟钝,之后可出现瞳孔明显散大、对光反应消失;患者血压、体温升高,呼吸深而快,脉搏慢而有力,晚期可出现呼吸衰竭,血压下降,脉搏增快而细弱。

2)中心疝。

①早期。表现为嗜睡、昏睡或浅昏迷;呼吸正常或潮式呼吸;双侧瞳孔等大,但多较小,对光反应存在;病灶对侧可有偏瘫,但可见双侧病理征。

②中期。表现为昏迷;中枢神经源性过度换气;双侧瞳孔增大,对光反应迟钝或消失;压眶呈去大脑强直状态。

③晚期。表现为深昏迷;呼吸浅快或不规则;双侧瞳孔散大、对光反应消失;四肢呈松弛性瘫痪。

3)枕骨大孔疝:患者枕、颈部疼痛明显,活动颈部疼痛将加重,局部压痛;颈项强直或强迫体位。患者可有头晕、听力减退、吞咽困难等症状。患者可有生命体征变化,以急性枕骨大孔疝时最为明显,表现为呼吸、循环功能迅速紊乱,以呼吸的改变更具有特征性。若脑疝形成缓慢,则可表现为呼吸浅而慢,渐至绝对性呼吸节律不齐或停止;若脑疝形成快,可突发呼吸骤停,为延髓呼吸中枢受损所致。

【护理措施】

1. 一般护理

(1)立即通知医生,建立静脉通道,根据医嘱使用脱水剂、利尿剂,控制液体总摄入量。静脉滴注20%甘露醇注射液时,静脉输注速度应按医嘱执行,防止药物外渗,保证脱水效果并观察尿量。

(2)严密观察病情变化,及时评估体温、血压、脉搏、呼吸、神志、瞳孔变化,监测尿量和水、电解质变化。

（3）保持呼吸道通畅，持续吸氧，及时清理呼吸道分泌物。绝对卧床休息，床头抬高15°~30°，有利于静脉回流，减轻脑水肿。昏迷患者取侧卧位，便于呼吸道分泌物排出。保持病房安静，予以吸氧、镇痛、退热、维持水电解质平衡、纠正酸碱紊乱和提供足量营养支持。

2. 意识状态观察

使用 GCS 评估判断意识障碍程度。

3. 瞳孔的监测

瞳孔散大。一侧瞳孔散大见于脑底动脉瘤。幕上一侧半球出血、脑肿瘤等颅内压增高所致的天幕疝压迫动眼神经时，可出现单侧瞳孔散大。脑疝时双侧瞳孔散大，对光反射消失。当患者出现病情加重时，应将瞳孔监测改为 1 h 观察并记录一次，以便及时发现脑疝前兆。

4. 去骨瓣减压术的护理

见本书第二章第十四节颅内压异常的护理措施。

5. 脑室引流术的护理

见本书第二章第十四节颅内压异常的护理措施。

第三章

神经内科常见的辅助检查

第一节　腰椎穿刺和脑脊液检查

脑脊液(cerebrospinal fluid，CSF)是存在于脑室及蛛网膜下腔内的一种无色透明液体，对脑和脊髓具有保护、支持和营养等功能。CSF产生的主要部位是侧脑室脉络丛，占CSF的95%左右，其余来源于第三脑室和第四脑室等部位。成人CSF总量为110~200 mL，平均为130 mL，其生成速度为0.3~0.5 mL/min，每日生成400~500 mL。

一、腰椎穿刺

【适应证】

(1)中枢神经系统(central nervous system，CNS)炎性病变，包括各种原因引起的脑膜炎和脑炎。

(2)临床怀疑蛛网膜下腔出血而头颅CT尚不能证实时或与脑膜炎等疾病相鉴别有困难时。

(3)脑膜癌瘤病的诊断。

(4)CNS血管炎、脱髓鞘疾病及颅内转移瘤的诊断和鉴别诊断。

(5)脊髓病变和多发性神经根病变的诊断及鉴别诊断。

(6)脊髓造影和鞘内药物治疗等。

(7)怀疑颅内压异常。

【禁忌证】

(1)颅内压增高伴有明显的视盘水肿者和怀疑后颅窝肿瘤者。

(2)穿刺部位有化脓性感染灶或脊髓结核者、脊髓压迫症的脊髓功能已处于即将丧失的临界状态者。

（3）有明显出血倾向或病情危重不易搬动者。

（4）开放性颅脑损伤者。

【并发症】

1. 头痛

头痛是最常见的并发症，发生机制通常是 CSF 放出过多造成颅内压减低，牵拉三叉神经感觉支支配的脑膜及血管组织所致。腰穿后头痛大多在穿刺后 24 h 出现，可持续 5~8 d。咳嗽、打喷嚏或站立时症状加重，严重者还可伴有恶心、呕吐和耳鸣。平卧位可使头痛减轻，应鼓励患者大量饮水，必要时可静脉输入 0.9% 氯化钠注射液。

2. 出血

腰穿出血大多数为损伤蛛网膜或硬膜的静脉所致，出血量通常较少且一般不引起明显的临床症状。如出血量较多时，应注意与原发性蛛网膜下腔出血相鉴别。

3. 感染

较少见，如消毒不彻底或无菌操作不当，或者局部有感染灶等，可能导致腰穿后感染。

4. 脑疝

脑疝是腰穿最危险的并发症，易发生于颅内压高的患者。如颅内压高者必须腰穿才能明确诊断时，一定要在穿刺前先用脱水剂降低颅内压。

【护理】

1. 术前护理

（1）穿刺前嘱患者排空大小便。

（2）最好先卧床休息 15~30 min。协助患者摆正体位，应采取侧卧位并尽力将腰部向后凸，使头和双膝尽量靠近，呈"虾米"状，使腰椎间的空隙尽量加宽。

（3）体位是腰椎穿刺成功的关键。穿刺部位为脊柱腰段第 3~4 或第 4~5 腰椎间隙。

（4）协助医生穿刺及随时观察患者穿刺过程中的情况。

2. 术后护理

（1）去枕平卧 4~6 h。

（2）观察穿刺处敷料有无渗血、渗液。

（3）颅内压较高者不宜饮水，如出现剧烈头痛、频繁呕吐等应及时报告医生。

（4）CSF 标本需及时送检并关注结果。

（5）记录。及时记录腰椎穿刺的过程及相关情况，包括：椎管内压力（包括初压和末压）；CSF 的性状、颜色和引流量；穿刺前、后患者的情况。

(6)并发症的观察及其处理。

二、脑脊液检查

1. 常规检查

(1)压力：腰椎穿刺成功后接上压力管，嘱患者充分放松后进行测定。侧卧位的正常压力一般为 $0.785 \sim 1.765$ kPa（$80 \sim 180$ mmH$_2$O），大于 1.961 kPa（200 mmH$_2$O）提示颅内压增高，小于 0.686 kPa（70 mmH$_2$O）提示颅内压降低。

(2)性状：正常 CSF 呈无色透明状。如 CSF 为血性或粉红色，可用三管试验法加以鉴别：连续用 3 个试管接取 CSF，如前后各管的血色均匀一致提示蛛网膜下腔出血；若前后各管的颜色依次变淡则可能为穿刺损伤出血。

(3)细胞数：正常 CSF 白细胞数为 $(0 \sim 5) \times 10^6$/L，主要为单核细胞。白细胞增加多见于脑脊髓膜和脑实质的炎性病变；白细胞明显增加且以多个核细胞为主见于急性化脓性脑膜炎；白细胞轻度或中度增加且以单个核细胞为主，多见于病毒性脑炎；以大量淋巴细胞或单核细胞增加为主，多为亚急性或慢性感染；脑寄生虫感染时可见较多的嗜酸性粒细胞。

2. 生化检查

(1)蛋白质：正常人 CSF 蛋白质含量为 $0.15 \sim 0.45$ g/L。CSF 蛋白质明显增高常见于 CNS 感染、吉兰-巴雷综合征、CNS 恶性肿瘤、脑出血、蛛网膜下腔出血及椎管梗阻等，尤以椎管梗阻时增高显著。CSF 蛋白质降低见于腰穿或硬膜损伤引起 CSF 丢失、身体极度虚弱和营养不良者。

(2)糖：正常成人 CSF 糖含量为血糖的 $50\% \sim 70\%$，正常值为 $2.5 \sim 4.4$ mmol/L。糖明显减少见于化脓性脑膜炎，轻至中度减少见于结核性或真菌性脑膜炎以及脑膜癌病。糖含量增加见于糖尿病。

(3)氯化物：正常 CSF 氯化物含量为 $120 \sim 130$ mmol/L，较血氯水平高。

3. 特殊检查

(1)细胞学检查：CNS 化脓性感染可见中性粒细胞增多；病毒性感染可见淋巴细胞增多；结核性脑膜炎呈混合性细胞反应；CNS 寄生虫感染以嗜酸性粒细胞增高为主。

(2)蛋白电泳：正常 CSF 蛋白电泳图的条区与血清电泳图相似，主要分为前白蛋白、白蛋白、α1 球蛋白、α2 球蛋白、β1 球蛋白、β2 球蛋白与 γ 球蛋白等。CSF 中蛋白量增高时，前白蛋白比例降低，甚至可消失，常见于各种类型的脑膜炎；血清来源的白蛋白容易通过血脑屏障，CSF 蛋白增加常伴随白蛋白增加。α 球蛋白增加主要见于颅内感染和肿瘤等。β 球蛋白增加常见于肌萎缩侧索硬化和某些退行性疾病如帕金森病、外伤后偏瘫等。γ 球蛋白增加而总蛋白量正常见于多发性硬化和神经梅毒等。

(3)免疫球蛋白(Ig)：正常 CSF-Ig 含量低，IgG 含量为 $10 \sim 40$ mg/L，IgA 含量为 $1 \sim$

6 mg/L，IgM 含量极微。CSF-Ig 含量增加见于 CNS 炎性反应（细菌、病毒、螺旋体及真菌等感染）、多发性硬化、CNS 血管炎等。为结核性脑膜炎和化脓性脑膜炎时，IgG 和 IgA 含量均上升，前者更明显，且为结核性脑膜炎时 IgM 含量也会升高。CSF-IgG 指数及 CNS 24 h IgG 合成率的升高可作为 CNS 内自身合成 Ig 的标志。

(4)寡克隆区带（OBs）：是指在 γ 球蛋白区带中出现的一个不连续的、在外周血不能见到的区带，是检测鞘内 Ig 合成的重要方法。一般临床上检测的是 IgG 型 OBs，其是诊断多发性硬化的重要辅助指标。但 OBs 阳性并非多发性硬化的特异性改变，也可见于其他神经系统感染疾病。

(5)病原学检查：腰椎穿刺 CSF 检查是诊断 CNS 感染最为重要的检查手段，病原学检查可以确定 CNS 感染的类型。

1)病毒学检测：通常使用酶联免疫吸附试验方法检查病毒抗体，例如单纯疱疹病毒（HSV）、巨细胞病毒（CMV）、风疹病毒（RV）和 EB 病毒（EBV）等。

2)新型隐球菌检测：临床常用 CSF 墨汁染色的方法，阳性提示新型隐球菌感染。墨汁染色虽然特异性高，但敏感性不够高，常需多次检查才有阳性结果。

3)结核分枝杆菌检测：CSF 涂片和结核分枝杆菌培养是 CNS 结核感染的常规检查方法。涂片抗酸染色简便，但敏感性较差。CSF 结核分枝杆菌培养是诊断 CNS 结核感染的金标准，但阳性率低，且检查周期长（4~8 周）。

4)寄生虫抗体检测：CSF 囊虫特异性抗体检测、血吸虫特异性抗体检测对于脑囊虫病、脑血吸病有重要诊断价值。

5)其他细菌学检测：CSF 细菌培养结合药敏试验不仅能准确地诊断细菌感染的类型，而且可以指导抗生素的选择。

6)特殊蛋白的检测：CSF 中特殊蛋白的检测有助于疾病的识别。例如：CSF 14-3-3 蛋白的检测，虽然并非特异性，却可以支持散发性克-雅病的诊断。

第二节　神经系统影像学检查

一、头颅 X 线检查和脊柱 X 线检查

由于 X 线检查价格便宜，对头颅骨、脊椎疾病的诊断价值较大，因此，目前仍是神经系统的基本检查手段之一。

1.头颅 X 线检查

头颅 X 线检查（X-rays examination of skull）主要用于观察颅骨的厚度、密度及各部位结构，颅缝的状态，颅底的裂和孔，蝶鞍及颅内钙化灶等。

2.脊柱 X 线检查

脊柱 X 线检查(X-rays examination of spine)主要用于观察脊柱的生理弯曲,椎体有无发育异常、骨质破坏、骨折、脱位、变形或骨质增生,椎弓根的形态及椎弓根间距有无变化,椎间孔有无扩大,椎间隙有无狭窄,椎板及棘突有无破裂或脊柱裂、脊椎横突有无破坏,椎旁有无软组织阴影等。通常包括前后位、侧位和斜位。

【注意事项】

(1)不适宜人群:妊娠期妇女、青少年。

(2)检查前的注意事项:X 线有一定的辐射,需做好心理准备。若治疗或诊断要求必须做 X 线检查,应穿戴铅保护用品,对非受照部位,特别是性腺、甲状腺等对 X 线反应敏感的部位进行防护。

(3)检查时的要求:遵医嘱进行检查。X 线机处于工作状态时,放射室门上的警告指示灯会亮,此时候诊者一律在防护门外等候。患者没有特别需要陪护的情况下,家属不要进入检查室内陪同,以减少不必要的辐射。

二、数字减影血管造影

数字减影血管造影(digital subtraction angiography,DSA)是将传统的血管造影与电子计算机相结合而派生的新型技术,具有重要的实用价值,尤其在脑血管疾病的诊断和治疗方面。其原理是将 X 线投照人体所得到的光学图像,经影像增强视频扫描及数模转换,最终经数字化处理后,骨骼、脑组织等影像被减影除去,而充盈造影剂的血管图像得以保留,从而产生实时动态的血管图像。DSA 被认为是血管成像的金标准,但其费用较昂贵,为有创性检查,有放射性辐射。DSA 和其他血管成像技术如 CT 血管成像、MR 血管成像具有一定的互补性。

(一)全脑血管造影术

全脑血管造影是经肱动脉或股动脉插管,在颈总动脉和椎动脉注入含碘造影剂或对比剂(泛影葡胺等),然后在动脉期、毛细血管期和静脉期分别摄片,即可显示颅内动脉、毛细血管和静脉的形态、分布和位置。

【适应证】

(1)颅内外血管性病变,如动脉狭窄、动脉瘤、动静脉畸形、颅内静脉系统血栓形成等。

(2)自发性脑内血肿或蛛网膜下腔出血病因检查。

(3)观察颅内占位性病变的血供与邻近血管的关系。

(4)某些肿瘤的定性。

【禁忌证】

(1)碘过敏者(应先进行脱敏治疗,或使用不含碘的造影剂)。
(2)有严重出血倾向或出血性疾病者。
(3)严重心、肝或肾功能不全者。
(4)脑疝晚期、脑干功能衰竭者。

【护理】

1. 术前护理

(1)向患者说明脑血管造影术的意义及注意事项。
(2)术前1~2 d宜进食易消化的食物,保持大便通畅,训练患者在床上排便。
(3)行双侧腹股沟区及会阴部备皮,保持局部皮肤清洁并检查穿刺部位皮肤有无感染、破损等。
(4)术前4~6 h禁食、水,术前排空大小便。
(5)测量患者的生命体征,注意穿刺侧足背动脉搏动情况及双足皮肤温度并做好记录。在足背动脉搏动最明显处做一标记,以便于术中及术后做对照。

2. 术后护理

(1)平卧位,加压袋压迫伤口6 h,术侧下肢制动24 h。
(2)密切观察穿刺点情况,如有出血、血肿、渗出等情况及时报告医生。
(3)注意观察术侧肢体足背动脉搏动及血运情况。
(4)监测患者生命体征、尿量。
(5)嘱患者多饮水,以利于造影剂的排出。
(6)做好心理护理及健康宣教。

【影像结果】

1. 颅内动脉瘤

DSA可清楚地显示动脉瘤的形状和发生的部位。其形态可分为三种:囊状动脉瘤、梭状动脉瘤和夹层动脉瘤。

2. 脑动静脉畸形

动静脉畸形的供应动脉可为单一增粗的动脉,也可见多支动脉供血。供应动脉常扩张迂曲,而病变周围的脑动脉可因"盗血"现象而显影很差。引流静脉可分为三组:浅表引流、深部引流和双向引流。

3. 动脉粥样硬化

DSA可清楚地显示其狭窄的部位、程度及有无溃疡形成。动脉狭窄或闭塞多发生在颈内动脉起始部，可见动脉迂曲、管腔不规则狭窄。出现溃疡时可见狭窄区有龛影形成。

4. 钩端螺旋体脑动脉炎

该病的血管造影特征为位于脑底部基底核附近的多发性脑动脉狭窄或闭塞，以及狭窄或闭塞引起的继发性侧支供血，即异常血管网形成。

(二)脊髓血管造影术

【适应证】

(1)脊髓血管性病变者。

(2)部分蛛网膜下腔出血而脑血管造影阴性者。

(3)了解脊髓肿瘤与血管的关系。

(4)脊髓富血性肿瘤的术前栓塞。

【禁忌证】

(1)碘过敏者。

(2)有严重出血倾向或出血性疾病者。

(3)严重心、肝或肾功能不全者。

(4)严重高血压或动脉粥样硬化患者。

【护理】

1. 术前护理

(1)观察病情，对症护理。

(2)注重心理护理及健康教育，主动给予生活帮助，积极向患者说明脊髓血管造影检查的必要性、注意事项。

(3)术前三天指导患者进食高热量、高纤维、高蛋白的流质饮食，以提高机体机能并保持大便通畅。

(4)禁止进行感觉障碍平面以下的各种热敷、热疗，避免肢体烫伤。

2. 术后护理

(1)严密观察术区有无出血及皮下血肿。

(2)加强对神经系统症状、体征的观察。观察有无头痛、呕吐等神经症状，鼓励患者多饮水以促进代谢。观察评估脊髓神经功能。

三、电子计算机断层扫描

电子计算机断层扫描(computed tomography，CT)是结合电子计算机数字成像技术与X

线断层扫描技术的新型医学影像技术。其扫描检查方便、迅速、安全，是大部分脑血管病的首选辅助检查手段，且密度分辨率明显优于传统 X 线图像，可大大提高病变诊断的准确性，主要用于脑出血、脑梗死、脑肿瘤、脑积水、脑萎缩以及某些椎管内疾病的诊断。特殊情况下，还可用碘造影剂增强组织显影，以明确诊断。

1. 平扫

平扫又称非强化(非增强)扫描，即未用血管内对比剂的普通扫描。

2. 增强扫描

增强扫描是应用血管内对比剂的扫描。造影剂使用后可出现心悸、发热、出汗、荨麻疹、呼吸困难乃至休克，注射前应先做过敏试验，注药和扫描过程中应密切观察患者，若出现不良反应应立即采取有效抢救措施。

3. 薄层扫描

薄层扫描的扫描层厚≤5 mm，常用于较小结构病灶的观察，如垂体病变等。

4. 螺旋扫描

在扫描过程中，X 线球管围绕机架连续旋转曝光，曝光同时检查床同步匀速运动，探测器同时采集数据。由于扫描轨迹呈螺旋状，故称螺旋扫描，又称体积或容积扫描。

5. CT 血管成像

CT 血管成像(computed tomography angiography，CTA)是指静脉注射含碘造影剂后进行 CT 扫描。其可以同时显示血管及骨性结构，可清晰显示三维颅内血管系统，能多角度观察病变。由于该检查无创且更经济、快速、便捷，故在急症中的优势尤其明显，且可为闭塞性血管病变提供重要的诊断依据，因此可部分取代 DSA 检查。

6. CT 灌注加权成像

CT 灌注加权成像是一种磁共振评价脑组织灌注状态的技术。与其他影像技术(如弥散加权成像)结合，可评估局部组织功能，在缺血性卒中的溶栓治疗选择中具有重要的价值。

【影像结果】

1. 早期脑出血

新鲜血肿为边缘清楚、密度均匀的高密度病灶，血肿周围可有低密度水肿带；约 1 周后，高密度灶向心性缩小，周边低密度带增宽；约 4 周后变成低密度灶。

2. 脑梗死

为低密度病灶，低密度病灶的分布与血管供应区分布一致。继发出血时可见高密度但为密度混杂影像。而 CTA 能够很好显示缺血区供血动脉的狭窄或闭塞，明确脑缺血的原因。CT 灌注加权成像和 CT 血管成像联合检查对于超早期脑梗死的诊断和治疗有重要价值。

3. 颅内感染

脑炎在 CT 上表现为界限不清的低密度影或不均匀混合密影；脑脓肿呈环状薄壁强化；结核球及其他感染性肉芽肿表现为小的结节状强化灶；结核性脑膜炎可因颅底脑池增厚而呈片状强化。

4. 颅内肿瘤

用 CT 诊断颅内肿瘤的主要依据如下。

(1)肿瘤的特异发病部位，如垂体瘤位于鞍内，听神经瘤位于脑桥小脑脚，脑膜瘤位于硬脑膜附近等。

(2)病变的特征，包括囊变、坏死、钙化等，病灶数目和灶周水肿的大小也是判断病灶性质的依据。

(3)增强后的病变形态是最重要的诊断依据。但某些特殊类型颅内肿瘤的诊断通常需要结合其他检查手段。

5. 颅脑损伤

CT 可发现颅内血肿和脑挫伤，骨窗可发现颅骨骨折。

6. 脑变性疾病

脑变性疾病早期 CT 显示不明显，晚期可表现为不同部位的萎缩：大脑、小脑、脑干、局限性皮质或基底核萎缩。

7. 脊髓、脊柱疾病

常规 CT 扫描即能显示脊柱、椎管和椎间盘病变，且用于诊断椎间盘突出、椎管狭窄时比较可靠。CT 平扫和增强还可用于脊髓肿瘤的诊断，但准确性不及磁共振成像(MRI)。

【护理】

(1)取下耳环、眼镜、帽子等金属物品。

(2)把头摆正，下颌内收，不要乱动。

(3)X 线对机体有影响，但照射时间很短，可以忽略不计，但备孕者及孕妇不建议做此项检查。

(4)增强 CT 检查前，明确扫描部位，做好碘过敏试验，做好健康教育和心理护理。

(5)增强 CT 检查完成后，嘱患者多饮水，询问患者有无不适症状，并嘱其在观察区休息 30 min 无不适再离开。

四、磁共振成像

磁共振成像(magnetic resonance imaging，MRI)是用于临床的一种新的生物磁学核自旋成像技术。与 CT 相比，MRI 能显示人体任意断面的解剖结构，对软组织的分辨率高，无骨性伪影，可清楚地显示脊髓、脑干和后颅窝等处的病变，且 MRI 没有电离辐射，对人无放射性损害。但 MRI 检查时间较长，并且体内有金属置入物的患者不能接受 MRI 检查。

(一)各种磁共振成像技术介绍

1. 磁共振成像及增强扫描

MRI 主要包括三个系统，即磁体系统、谱仪系统和电子计算机图像重建系统。所用的时间为弛豫时间，且分为纵向弛豫时间(简称 T1)和横向弛豫时间(简称 T2)。T1 加权像(T1WI)可清晰显示解剖细节，T2 加权像(T2WI)更有利于显示病变。MRI 的黑白信号对比度源自患者体内不同组织产生 MR 信号的差异。T1 短的组织(如脂肪)所产生的强信号呈白色，T1 长的组织(如体液)所产生的低信号呈黑色；T2 长的组织信号强呈白色，T2 短的组织信号相对较弱呈黑色；空气和骨皮质无论在 T1 上还是在 T2 上均呈黑色。T1WI 上，梗死、炎症、肿瘤和液体呈低信号；在 T2WI 上，上述病变则为高信号。液体抑制反转恢复序列可以更加清晰地显示侧脑室旁及脑沟裂旁的病灶，对脑梗死、脑白质病变、多发性硬化等疾病的敏感性较高，已经成为临床常用的成像技术。增强扫描是指静脉注入顺磁性造影剂二乙烯三胺五乙酸钆(Gd-DTPA)后再进行 MR 扫描，通过改变氢质子的磁性作用可改变弛豫时间，获得高 MRI 信号，产生有效的对比效应，增加对肿瘤及炎症病变的敏感性。

2. 磁共振血管成像

磁共振血管成像(magnetic resonance angiography，MRA)是根据 MR 成像平面血液产生"流空效应"的一种磁共振成像技术。不应用造影剂，通过抑制背景结构信号将血管结构分离出来，可显示成像范围内所有血管。MRA 的优点是不需要造影剂、方便省时、无创及无放射性损伤。MRA 的缺点是信号变化复杂，易产生伪影。临床主要用于颅内血管狭窄或闭塞、颅内动脉瘤、脑血管畸形等的诊断。

3. 磁共振的灌注与弥散加权成像

MRI 弥散加权成像(diffusion weighted imaging，DWI)是广义的功能性 MRI 技术，是在常规基础上施加一对强度相等、方向相反的弥散敏感梯度，利用回波平面等快速扫描技术产生图像。DWI 可早期诊断超急性脑梗死，发病 2 h 内即可显示缺血病变，对超急性脑梗死的诊断价值远优于 CT 和常规 T2WI。目前对超急性和急性脑梗死的诊断，DWI 已是不可缺少的手段。

MRI 灌注加权成像(perfusion weighted imaging，PWI)是利用快速扫描技术对 Gd-DTPA

的首次通过脑组织进行检测，根据 MR 信号随时间的改变评价组织微循环的灌注情况。从原始数据还可以重建出相对脑血容量、相对脑血流量、平均通过时间等反映血流动力学状态的图像，弥补常规 MRI 和 MRA 不能显示的血流动力学和脑血管功能状态的不足。常用于超急性和急性期脑梗死的诊断。DWI 和 PWI 对脑缺血半暗带的临床界定具有重要意义。PWI 低灌注区可反映脑组织缺血区，而 DWI 异常区域可反映脑组织坏死区，DWI 与 PWI 比较的不匹配区域提示为脑缺血半暗区，是治疗时间窗或半暗带存活时间的客观影像学依据，可为临床溶栓治疗及脑保护治疗提供依据。

4.磁共振波谱成像

磁共振波谱成像(magnetic resonance spectroscopy，MRS)是一种利用磁共振现象和化学位移作用进行一系列特定原子核及其化合物分析的方法，能够无创性检测活体组织内化学物质的动态变化及代谢的改变。用于代谢性疾病(如线粒体脑病)、脑肿瘤、癫痫等疾病的诊断和鉴别诊断。

5.功能磁共振成像

功能磁共振成像(functional magnetic resonance imaging，fMRI)指借助快速 MRI 扫描技术，测量人脑在视觉活动、听觉活动、局部肢体活动及思维活动时，相应脑功能区脑组织的血流量、血流速度、血氧含量和局部灌注状态等的变化，并将这些变化显示于 MRI 图像上。目前主要用于癫痫患者术前的评估、认知功能的研究等。

6.弥散张量成像

弥散张量成像(diffusion tensor imaging，DTI)是活体显示神经纤维束轨迹的唯一方法，可以显示大脑白质纤维束的结构，如内囊、胼胝体、外囊等，对于脑梗死、多发性硬化、脑白质病变、脑肿瘤等的诊断和预后评估有重要价值。

(二)磁共振在神经系统疾病的诊断中的临床应用

与 CT 比较，MRI 有如下优势：可提供冠状位、矢状位和横位三维图像，图像清晰度高，对人体无放射性损害，不出现颅骨伪影，可清楚地显示脑及后颅窝病变等。MRI 主要用于脑梗死、脑炎、脑肿瘤、颅脑先天发育畸形和颅脑外伤等的诊断；除此之外，MRI 图像对脑灰质与脑白质可产生明显的对比度，常用于脱髓鞘疾病、脑白质病变及脑变性疾病的诊断。MRI 对脊髓病变如脊髓肿瘤、脊髓空洞症、椎间盘脱出等的诊断有明显的优势；然而，对急性颅脑损伤、颅骨骨折、急性出血性病变和钙化灶等的诊断，MRI 不如 CT。

【护理】

(1)体内存在铁磁性物质，如装有心脏起搏器、人工瓣膜，重要器官旁存在金属异物残留等均不能做此检查，但体内植入物经手术医生确认为非磁性物质者，可行磁共振检查。因此，检查前应详细询问患者有无手术史，有无任何金属或磁性物质植入体内(包括金属节育环)，有无假牙、电子耳、义眼等，有无药物过敏史，有无金属异物意外进入体内等情况。

（2）告知患者避免穿着有金属物质的服饰，头颅检查患者避免涂擦任何护发用品。

（3）协助患者去除所佩戴的金属饰品，例如项链、耳环、手表和戒指等，除去脸部化妆品、眼镜等。

（4）检查前提醒患者在检查过程中头部保持不动，告知患者检查时所需要的大概时间，让患者有充分心理准备。

（5）进行头颅增强检查时，要告知患者进行增强检查的必要性，以及可能出现的不良反应。在患者知晓所有的注意事项，无任何增强检查禁忌证，并签署知情同意书后方可进行增强检查。

第三节 神经电生理检查

一、脑电图

脑电图（electroencephalography，EEG）是脑生物电活动，检查技术通过测定自发的、有节律的生物电活动以了解脑功能状态，是癫痫诊断和分类的最客观手段。

EEG临床应用于癫痫的诊断、分类和病灶的定位；对区别脑部器质性或功能性病变、弥漫性或局限性损害，以及脑炎、中毒性和代谢性等各种原因引起的脑病等均有辅助诊断价值。

【注意事项】

（1）检查前一天晚上，将头洗干净，避免使用任何护发美发用品，如护发素、啫喱水等。

（2）检查前三天，应停用各种神经兴奋剂和镇静剂，以免检查时形成假象，影响检查结果的判断；如癫痫患者停药有困难时，要向检查人员说明所服药物的药名、剂量供检查人员参考。

（3）检查前，避免过饥，以免低血糖影响检查结果。

（4）精神异常或不合作者，应做睡眠EEG。建议自然睡眠，一般不用镇静剂，检查前须晚睡早起（晚上11时之后睡觉、早上5时之前起床）。

（5）检查时，须安静合作，关闭手机、传呼器等通信设备，按照医生要求睁眼、闭目或过度呼吸。

（6）检查时，头皮上将安放接收电极，不必紧张，以免脑电波受到干扰。

（7）检查当天如有发热，不宜进行检查。

（8）检查时，勿接触仪器设备及拉扯导联线。

二、脑磁图

脑磁图(magnetoencephalography，MEG)是对脑组织自发的神经磁场的记录。用声音、光和电刺激后探测和描记的脑组织神经磁场称为诱发脑磁场。与 EEG 相较，MEG 有良好的空间分辨能力，可检测出直径小于 3.0 mm 的癫痫灶，点位误差小，灵敏度高，且可与 MRI 和 CT 等解剖学影像信息结合进行脑功能区定位和癫痫放电的病灶定位，有助于难治性癫痫的外科治疗。

【注意事项】

(1)患者应配合医生填写完整的申请单并按预约时间检查。

(2)MEG 的整个检查过程约需 2 h，由于检查时间较长，患者可先上厕所。

(3)患者须去除面部化妆品，避免携带任何磁性物和金属进入检查室。如果有龋齿，并做过牙齿填充，须告知 MEG 室的医生，在检查前进行去磁处理。

(4)MEG 的检查无损、无痛，安全舒适。患者只需安静地躺在检查床上，检查时头部尽量不要移动，以免影响检查的精确度。

(5)为减小外界电磁干扰，检查时须关闭患者所在的检查室，患者不必紧张，室内有视听系统，故可与检查室外的医生交流。

(6)在检查过程中，有不同的程序和方法，如声音、图像、文字、体感震动等刺激，须按照医生的要求完成各项检查。

(7)癫痫患者检查前一天应晚睡早起，减少睡眠，以提高检查阳性率，缩短检查时间。

(8)MEG 的检查还包括高精度磁共振，患者要先做 MEG，接着做 MRI。由于该检查分析时间较长，检查结果一般到第 2 天才能交给患者。

三、诱发电位

诱发电位(evoked potential，EP)是神经系统在感受外来或内在刺激时产生的生物电活动，绝大多数诱发电位(又称信号)的波幅很小为 0.1~20 μV，湮没在自发脑电活动(波幅 25~80 V)或各种伪迹(统称噪声)中，须采用平均技术与叠加技术重复给予同样的刺激，使与刺激有固定时间关系(锁时)的诱发电活动逐渐增大而显露。目前能对躯体感觉、视觉和听觉等感觉通路，以及运动通路、认知功能进行检测。

【分类】

1.躯体感觉诱发电位

躯体感觉诱发电位(somatosensory evoked potential，SEP)是刺激肢体末端感觉神经，在躯体感觉上行通路不同部位所记录的电位。

2. 视觉诱发电位

视觉诱发电位(visual evoked potential, VEP)是对视神经进行光刺激时，经头皮记录的枕叶皮质产生的电活动。

3. 脑干听觉诱发电位

脑干听觉诱发电位(brainstem auditory evoked potential, BAEP)指耳机传出的短声(click)刺激听神经，经头皮记录的电位。BAEP 不受受试者意识状态的影响。

4. 运动诱发电位

运动诱发电位(motor evoked potential, MEP)包括电刺激及磁刺激。经颅磁刺激运动诱发电位(TMS-MEP)指经颅磁刺激大脑皮质运动细胞、脊神经根及周围神经运动通路，在相应的肌肉上记录的复合肌肉动作电位。MEP 的主要检测指标为各段潜伏期和中枢运动传导时间(CMCT)。

5. 事件相关电位

事件相关电位(event-related potential, ERP)指大脑对某种信息进行认知加工(注意、记忆和思维等)时，通过叠加和平均技术在头颅表面记录的电位。ERP 主要反映认知过程中大脑的电生理变化。ERP 中应用最广泛的是 P300 电位。

【注意事项】

(1)视觉诱发电位通常在光线较暗的条件下进行检测，双眼要单独进行检测，单眼检测时另一只眼要用眼罩蒙住。

(2)在接受散瞳剂的 24 h 内尽可能不进行 EP 检测。

(3)患者如佩戴眼镜，检测应在图形最清晰时进行，并且戴和不戴眼镜都要进行检测。

(4)记录大脑皮质 VEP 时，实验环境要求光线较暗，最好在暗室中进行。在进行记录前，先行暗适应 0.5 h，以提高视觉敏感度。

第四节　头颈部血管超声检查

一、颈动脉超声检查

颈动脉超声检查是广泛应用于临床的一项无创性检测手段，可客观检测和评价颈部动脉的结构、功能状态或血流动力学的改变，包括二维显像、彩色多普勒血流影像及多普勒血流动力学分析等技术。颈部血管的超声检查一般采用高频线阵 5.0~10.0 MHz 探头。颈部血管的检查通常包括双侧颈总动脉(CCA)、颈内动脉(ICA)颅外段、颈外动脉(ECA)、椎动脉(VA)颅外段、锁骨下动脉、无名动脉等。

【临床应用】

1. 颈动脉粥样硬化

颈动脉粥样硬化表现为内膜不均匀增厚、斑块形成、血管狭窄或闭塞等,根据血管的残余管径及血流动力学参数变化,计算血管狭窄的程度。

2. 锁骨下动脉盗血综合征

一侧锁骨下动脉或无名动脉起始部狭窄或闭塞,导致病变远端肢体血液供应障碍及椎基底动脉系统缺血,超声检查显示病变血管狭窄,患侧椎动脉血流方向部分或完全逆转。

3. 先天性颈内动脉肌纤维发育不良

超声检查显示动脉管腔粗细不均,内膜和中膜结构显示不清,管腔内血流充盈不均呈串珠样改变。

4. 颈内动脉瘤

根据动脉瘤的病理基础和结构特征可分为真性动脉瘤、假性动脉瘤和夹层动脉瘤。夹层动脉瘤是由于动脉内膜与中膜分离,使病变血管出现双腔结构——真腔与假腔,假腔内血流的灌注与血栓的形成造成真腔管径减小,血管狭窄。

5. 大动脉炎

大动脉炎表现为血管壁内膜、中膜及外膜结构分界不清,动脉内膜和中膜的结构融合,外膜表面粗糙,管壁均匀性增厚,管腔向心性狭窄等。

【注意事项】

(1)颈动脉彩超检查前一般不需要进行特殊准备,只要在检查前把会影响检查的颈部饰物除去即可。若是刚做完剧烈运动,则需要先休息5~10 min,等呼吸及心率相对平稳后再进行检查。

(2)检查时,要求患者积极配合医生的检查,按医生的要求做准备。

(3)检查时,患者一般不会有不适感。在脉冲多普勒超声检查时,超声仪器会发出"呜呜"的声音,这声音是血液流动时产生的多普勒频移信号,患者不必过分紧张,而且医生是通过这种声音来判断血管是否有病的。整个检查过程仅需10 min。

二、经颅多普勒超声检查

经颅多普勒超声(transcranial Doppler, TCD)是利用颅骨薄弱部位为检查声窗,应用多普勒效应研究脑底动脉主干血流动力学变化的一种无创性检测技术。TCD 无创伤、快速、简便，可早期发现颅脑血管病变的存在，动态观测血管病变产生的血流动力学变化。

【临床应用】

（1）颅内动脉狭窄或闭塞。

（2）颅外段颈内动脉狭窄或闭塞。

（3）脑血管痉挛：蛛网膜下腔出血、颅内感染、颅脑手术和颅内动脉血管内成形术等均可以导致脑血管痉挛。血管痉挛时 TCD 的变化如下。

1）多支血管血流速度增快，无节段性血流速度异常。

2）血流频谱异常，血流频谱峰形尖锐，可出现湍流频谱。

（4）动静脉畸形和动静脉瘘：供血动脉的 TCD 变化如下。

1）供血动脉血流速度增快。

2）低阻力型频谱，似静脉样伴频谱充填。

3）供血动脉搏动指数明显降低，呈低搏动性改变。

4）血流声频紊乱，高低强度声频混杂，似"机器房"样改变。

5）颅内盗血综合征：由于畸形血管阻力降低，非供血动脉血流速度减低或血流方向逆转。

（5）脑中微栓子的监测：TCD 可以探测到在脑血流中经过的固体颗粒（血栓、血小板聚集和粥样斑块）。通常大脑中动脉是检测微栓子的监测血管，进行微栓子监测的目的是了解缺血性卒中的栓塞机制。临床适应证如下。

1）潜在心源性栓塞疾病，如房颤、瓣膜性心脏病、房间隔缺损和卵圆孔未闭等。

2）潜在动脉-动脉栓塞源性疾病，如颈动脉狭窄、颈内动脉夹层动脉瘤、颈内动脉内膜剥脱术、颅内大动脉狭窄等。

3）血管检查或介入治疗。

（6）颅内压增高时 TCD 表现如下。

1）随着颅内压的增高，血流速度逐渐降低。

2）随着颅内压增高，血管的搏动指数进行性增加，PI（血管搏动指数）值越高。

3）血流频谱异常，收缩峰高尖，S1（脑血流达到最高峰即收缩期最高峰）与 S2（血管弹性搏动波峰）融合，呈现高阻力型改变。

（7）脑死亡：脑死亡时脑的血液循环停止，TCD 有肯定的临床监测价值。脑死亡时，TCD 的变化如下。

1）血流信号消失，基线上下均无血流信号。

2）振荡波：在一个心动周期内出现收缩期正向（F）和舒张期反向（R）血流信号，脑死亡血流方向指数（direction of flow index, DFI）小于 0.8 可以判定脑死亡血流改变。

3）钉子波：收缩早期单向性正向血流信号，持续时间小于 200 ms，流速低于 50 cm/s。

【注意事项】

（1）行 TCD 检查前不需要禁食。患者检查前可正常用餐，空腹状态和饮水较少的情况会影响脑血流检测。

（2）尽量穿着低领松口的衣服，方便暴露颈部和肩部。

（3）24 h内禁用血管收缩剂或血管扩张剂。

（4）检查前一天洗头且不用固发剂或发油。

（5）进入诊室检查前请关闭手机等通信设备，勿在检查时拨打或接听手机，避免电磁信号对检查的干扰。

（6）检查前患者应静候5 min，避免呼吸及心率的不稳定影响检查。

（7）检查前1 h内勿吸烟。

第五节　放射性核素检查

核医学显像即放射性核素显像，是一类能反映功能和代谢的显像方法，包括单光子发射计算机断层成像（single photon emission computed tomography，SPECT）和正电子发射计算机断层扫描（position emission tomography，PET）。SPECT大多使用能通过血脑屏障的放射性药物，可显示局部脑血流的分布；PET主要使用正电子放射性核素及其标记化合物，显示局部脑葡萄糖代谢、脑受体分布与数量以及脑血流分布。

一、SPECT

SPECT提供的三维显像方法，为脑血流量变化的显示和测定提供了比较准确、安全和价廉的方法，可辅助某些神经科疾病的诊断。

【基本原理】

静脉注射可通过血脑屏障的放射性显像剂，应用设备采集信息和重建图像，由于脑组织摄取和清除显像剂的量与血流量成正比，从而可获得脑各部位局部血流量的断层图像。SPECT的主要不足之处是组织解剖结构显示欠清晰。

【临床应用】

SPECT与CT、MRI等结构性影像相比，可获得前两者无法获得的脑功能资料，在对某些疾病的诊断上有一定的优越性。

1.短暂性脑缺血发作

短暂性脑缺血发作（transient ischemic attack，TIA）患者在没有脑组织结构的改变时CT和MRI往往正常，而SPECT却可发现相应区域相对脑血流量（rCBF）降低。

2. 癫痫

发作期病灶区 rCBF 升高，发作间歇期病灶区 rCBF 降低。据此原理，可配合 EEG 提高术前病灶定位的准确性。

3. 痴呆

阿尔茨海默病患者的典型表现是对称性颞、顶叶 rCBF 降低；血管性痴呆患者的典型表现是散在多个 rCBF 减低区；额颞叶痴呆患者的典型表现是双侧额叶低灌注。

4. 锥体外系疾病

帕金森病可见纹状体的 rCBF 降低；亨廷顿病可见额、顶叶和尾状核的 rCBF 降低。

二、PET

PET 是显示脑代谢和功能的图像，如脑部葡萄糖代谢、氨基酸代谢、氧代谢和脑血流，还可显示神经受体的位置、密度及分布。

【基本原理】

将发射正电子的放射性核素 F 标记的氟代脱氧葡萄糖（F-FDG）引入体内，通过血液循环到达脑部而被摄取。利用 PET 系统探测这些正电子放射性核素发出的信号，用计算机进行断层图像重建。常用的脑显像包括脑葡萄糖代谢显像，神经递质、受体和转运蛋白显像，脑血流灌注显像。

【临床应用】

PET 弥补了单纯解剖形态成像的不足，能反映局部脑功能的变化，在疾病还未引起脑的结构改变时就能发现脑局部代谢的异常，在临床上有很重要的作用。PET 的主要不足是仪器设备和检查费用昂贵，且仅少数大型医院有。

1. 癫痫

难治性癫痫需外科治疗时，PET 能帮助确定低代谢活动的癫痫病灶。在癫痫患者发作间歇期 PET 可发现代谢减低区，因此，有助于外科手术切除癫痫病灶的定位。

2. 痴呆

PET 可用于痴呆的鉴别诊断，阿尔茨海默病可表现为单侧或双侧颞顶叶代谢减低；血管性痴呆表现为多发性、非对称性代谢减低；额颞叶痴呆则以额叶代谢减低为主。

3. 帕金森病

联合应用多巴胺转运蛋白（dopamine transporter，DAT）和 D2 多巴胺受体（D2 dopamine

receptor)显像能完整地评估帕金森病的黑质-纹状体通路变性程度，对帕金森病的早期诊断、鉴别诊断和病情严重程度评估均有一定价值。

4.肿瘤

PET可用于脑肿瘤放射治疗后辐射坏死与肿瘤复发或残存的鉴别诊断，前者表现为代谢减低，后者表现为代谢增高。PET在检查脑部原发性肿瘤方面也很有价值，能敏感地发现早期病灶，帮助判断肿瘤的恶性程度。

第六节　脑、神经和肌肉活组织检查

脑、神经和肌肉活组织检查的主要目的是明确病因，得出病理诊断，并且通过病理检查的结果进一步解释临床和神经电生理的改变。但是活组织检查受取材的部位、大小和病变分布的限制，故有一定的局限性，有时即使病理结果为阴性，也不能排除诊断。

一、脑活组织检查

脑活组织检查(biopsy of brain tissue)是通过取材局部脑组织进行病理检查的一种方法，可为某些脑部疾病的诊断提供重要的依据。脑活组织检查取材方式分为手术活检和立体定向穿刺活检，具体的取决于病变的部位。

【适应证】

(1)脑感染性疾病抗感染治疗效果不好，需要进一步查明病因。

(2)临床疑为某些遗传代谢性疾病，如脑白质营养不良、神经节苷脂沉积病、肌阵挛性癫痫、线粒体脑病和溶酶体病等。

(3)神经影像学提示的脑内占位性病变诊断，鉴别肿瘤、炎症和胶质增生等。

(4)不明原因进行性痴呆，如路易体痴呆、Creutzfeldt-Jakob病等的诊断与鉴别诊断。

【禁忌证】

不堪承受手术，以及具有出血倾向、菌血症或头皮感染者。

【护理】

1.术前护理

(1)心理护理：护士应主动介绍手术的目的、方法、手术并发症及处理。耐心解答患者提出的问题，讲解成功的案例，增强患者的信心。同时与患者家属进行沟通，让其多关心、开导患者，消除患者的思想顾虑，引导患者更好地配合治疗。

（2）完善各项检查：如血常规、凝血常规、肝肾功能、电解质等术前常规检查。

（3）术前常规准备：备皮，禁食、水6~8 h，防止术中呕吐引起窒息，术前应用抗生素预防感染。

2. 术后护理

（1）严密监测病情变化：术后应将患者安置在有抢救设施的观察室内，或有监护设备的 ICU 内。

（2）严密观察患者生命体征：给予心电监测，持续监测心率、呼吸、血氧饱和度、血压。注意体温变化，术后体温正常又上升应考虑切口感染。

（3）意识的观察：意识变化常提示颅脑损伤的轻重程度。意识障碍程度是反映脑功能状态的可靠指标之一。

（4）瞳孔的变化：观察瞳孔的变化对判断病情和及时发现颅内压增高危象非常重要。观察两侧瞳孔的大小及对光反应，是否等圆，要连续观察并记录其动态变化。

（5）肢体活动：观察患者肢体运动功能的变化，如有异常及时通知医生。

（6）颅内压增高的观察：如患者血压增高、脉搏缓慢有力、呼吸深慢、有喷射性呕吐、视盘水肿，提示患者出现颅内压增高，应立即告知医生并及时予以脱水降颅内压治疗。

（7）术后体位：血压正常、神志清醒者，可抬高床头 15°~30°，以减少颅内出血及脑水肿。

（8）预防并发症：出血、颅内血肿、脑水肿、伤口感染。

二、神经活组织检查

腓肠神经活组织检查是最常用的神经活组织检查，有助于确定周围神经病变的性质和判断病变程度，是周围神经疾病病因诊断的重要依据。

【适应证】

各种原因所致的周围神经疾病。儿童的适应证还可包括疑为异染性脑白质营养不良、肾上腺脑白质营养不良和球形细胞脑白质营养不良等。

【护理】

1. 术前护理

（1）心理护理：针对患者的心理状态，向其说明手术是在局部麻醉下进行，安全、损伤小，行神经活检术有利于进一步明确诊断及协助治疗，从而减轻患者及其家属的心理压力。主动关心患者，向其介绍手术过程及需配合的注意事项，从而使其产生信任感，积极配合手术。

（2）疼痛护理：评估患者疼痛分值，遵医嘱实施个体化的镇痛方法，如分散注意力、物理治疗、局部按摩等，尽量帮助患者稳定情绪、减轻疼痛反应。

(3)感觉障碍护理：用温水浸泡双手、双足，早晚各 1 次，10～15 min/次，水温低于 50 ℃，避免烫伤；使用敷料外涂并进行向心性按摩，3 次/d，30 min/次，促进局部血液循环；评估皮肤情况，观测患者四肢皮肤温度及颜色、足背动脉搏动情况；修剪指、趾甲，避免抓伤皮肤；询问患者的感觉并记录。

(4)安全护理：防止患者因下肢无力而跌倒，加强巡视，密切观察患者有无行走困难及感知障碍，功能锻炼时注意防止跌倒、扭伤等意外。

2.术后护理

(1)一般护理：取平卧位，卧床休息并抬高术侧下肢24 h，协助进行床上大小便，术后第2天可下床活动。注意活检区域皮肤保护，避免胶布过敏、汗液刺激、压力性损伤等。给予高蛋白质、高维生素饮食，保证营养充足。

(2)病情观察：术后严密观察切口有无渗血、渗液、疼痛；了解活检侧足部感觉有无异常，每班均要进行观察记录，发现异常及时报告医生并处理。

(3)遵医嘱用药。

三、肌肉活组织检查

肌肉活组织检查是临床常用的病理学检查手段。

【适应证】

(1)肌肉疾病的诊断与鉴别诊断。
(2)鉴别神经源性或肌源性肌损害。
(3)确定系统性疾病(如内分泌性肌病等)伴有肌无力者是否有肌肉组织受累，肌肉间质有无炎症或异常物质沉积等。

【护理】

(1)安慰患者，减少其恐惧、焦虑心理。
(2)患者取卧位，术肢外展，暴露活检部位。
(3)协助医生消毒穿刺部位皮肤，铺无菌巾，局部麻醉。
(4)密切观察患者面色、呼吸等生命体征变化，询问患者有无不适。
(5)术后患肢抬高，6 h后方可适当活动，避免患肢用力。
(6)观察伤口敷料是否清洁、有无渗血，伤口有无疼痛和麻木等情况。
(7)做好生活护理，满足患者生活需要。
(8)做好护理记录，记录患者生命体征、伤口敷料情况。
(9)活检术后10～14 d拆线，在此期间要保持伤口敷料清洁干燥。

第七节　基因诊断技术

神经系统遗传病约占人类遗传病的 60%，具有家族性、终生性特点。基因诊断(gene diagnosis)是近 20 年发展起来并应用于神经系统遗传性疾病的病因检查技术，又称分子诊断，指运用分子生物学的技术方法来分析受检者的某一特定基因的结构(DNA 水平)或功能(RNA 水平)是否异常，以此来对相应的疾病进行诊断，是重要的病因诊断技术之一。常用的基因诊断方法包括核酸分子杂交技术、聚合酶链反应、DNA 测序技术和基因芯片技术等。

一、基因诊断常用的技术和方法

1. 核酸分子杂交技术

核酸分子杂交技术是将分子杂交与组织化学相结合的一项技术，其利用标记的已知核酸探针，与待测样品 DNA 或 RNA 片段进行核酸分子杂交，对特定的 DNA 或 RNA 序列进行定量或定性检测，是较早应用于基因诊断的基本技术之一。

2. 聚合酶链反应

聚合酶链反应(polymerase chain reaction, PCR)利用体内 DNA 复制原理，在模板 DNA、引物和四种脱氧核糖核苷三磷酸存在的条件下，依赖 DNA 聚合酶进行酶促反应，从而获得大量靶 DNA。由于其具有特异性和高效性的特点，已经被广泛应用于遗传性疾病的基因诊断。

3. 其他基因诊断技术

例如，DNA 测序技术，用于基因变异的检测；基因芯片技术，用于高通量基因变异的筛查；mRNA 差异显示技术，用于基因转录水平的分析等。

二、基因诊断的临床意义

基因诊断可以弥补神经系统遗传性疾病临床(表型)诊断的不足，利于早期诊断，并可为遗传病的分类提供新的方法和依据，为遗传病的治疗提供新的出路。

根据受累遗传物质的不同分类，神经系统遗传性疾病主要包括单基因遗传病、多基因遗传病、线粒体遗传病和染色体病，目前基因诊断主要用于单基因遗传病。

基因诊断在神经系统遗传性疾病中的应用主要如下。

(1)单基因遗传病的诊断、鉴别诊断及病因的确定：如亨廷顿病、遗传性脊髓小脑共济失调、脊髓性肌萎缩、Charcot-Marie-Tooth 病、家族性淀粉样变性、肝豆状核变性、遗传性肌张力障碍、Leigh 综合征、强直性肌营养不良等。

（2）为表型多样性疾病的基因分型提供依据：如脊髓小脑共济失调主要为基因分型。

（3）对单基因和多基因遗传性疾病易感人群进行早期诊断和干预：如检测肝豆状核变性的基因和阿尔茨海默病的基因，确定易感人群进行早期干预，阻止或延缓出现临床症状。

（4）神经系统遗传性疾病的产前诊断和咨询。

第四章
神经内科常见疾病的护理

第一节　脑梗死

脑梗死又称缺血性卒中，是指脑部血液供应障碍、缺血缺氧所致的局限性脑组织的缺血性坏死或软化。

一、病因

(1)动脉硬化是本病的基本病因，特别是动脉粥样硬化，常伴高血压病，两者互为因果，糖尿病和高脂血症也可加速动脉粥样硬化的进程。

(2)动脉炎如结缔组织疾病、抗磷脂抗体综合征，以及细菌、病毒、螺旋体感染均可导致动脉炎症，使管腔狭窄或闭塞。

二、临床表现

1.一般特点

动脉粥样硬化性脑梗死多见于中老年人，动脉炎性脑梗死以中青年多见。常在安静或睡眠中发病，部分病例有 TIA 前驱症状如肢体麻木、无力等，局灶性体征多在发病后 10 余小时或 1~2 日达到高峰，临床表现取决于梗死灶的大小和部位。患者一般意识清楚，当发生基底动脉血栓或大面积脑梗死时，可出现意识障碍，甚至危及生命。

2.不同脑血管闭塞的临床特点

(1)颈内动脉闭塞的表现：严重程度差异较大，主要取决于侧支循环状况。颈内动脉闭塞常发生在颈内动脉分叉后，30%~40%的病例可无症状。症状性闭塞可出现单眼一过性黑朦，偶见永久性失明(视网膜动脉缺血)或 Horner 综合征(颈上交感神经节后纤维受损）。远端大脑中动脉血液供应不良，可以出现对侧偏瘫、偏身感觉障碍和（或）同向性偏盲等，优势半球受累可伴失语症，非优势半球受累可有体象障碍。体格检查可闻及颈动脉搏动减弱或闻及血管杂音。

（2）大脑中动脉闭塞的表现。

1）主干闭塞：导致"三偏"症状，即病灶对侧偏瘫（包括中枢性面舌瘫和肢体瘫痪）、偏身感觉障碍和偏盲，伴头、眼向病灶侧凝视，优势半球受累出现完全性失语症，非优势半球受累出现体象障碍，患者可出现意识障碍。主干闭塞相对少见，仅占大脑中动脉闭塞的2%~5%。

2）皮质支闭塞。

上部分支闭塞：可导致病灶对侧面部、上下肢瘫痪和感觉缺失，但下肢瘫痪较上肢轻，而且足部不受累，头、眼向病灶侧凝视程度轻，伴 Broca 失语（优势半球）和体象障碍（非优势半球），通常不伴意识障碍。

下部分支闭塞：Wernicke 失语（优势半球），急性意识模糊状态（非优势半球），无偏瘫。

3）深穿支闭塞：最常见的是纹状体内囊梗死，表现为对侧中枢性均等性轻偏瘫、对侧偏身感觉障碍，可伴对侧同向性偏盲。

（3）大脑前动脉闭塞的表现：大脑前动脉近段阻塞时，由于前交通动脉的代偿，患者可全无症状。远端闭塞时，对侧偏瘫，下肢重于上肢，有轻度感觉障碍，主侧半球病变可伴有 Broca 失语、尿失禁及对侧强握反射等。深穿支闭塞时，可出现对侧面、舌瘫及上肢轻瘫。双侧大脑前动脉闭塞时，可出现淡漠、欣快等精神症状，双下肢瘫痪，尿潴留或尿失禁，以及强握等原始反射。

（4）大脑后动脉闭塞的表现：主干闭塞症状取决于侧支循环。

1）单侧皮质支闭塞：引起对侧同向性偏盲，上部视野受累较下部常见，黄斑区视力不受累（黄斑区的视皮质代表区为大脑中、后动脉双重供应）。优势半球受累可出现失读（伴或不伴失写）、命名性失语、失认等。

2）双侧皮质支闭塞：可导致完全性皮质盲，有时伴有不成形的视幻觉、记忆受损（累及颞叶）、不能识别熟悉面孔（面容失认症）等。

3）大脑后动脉起始段的脚间支闭塞：可引起中脑中央和下丘脑综合征，包括垂直性凝视麻痹、嗜睡甚至昏迷；旁正中动脉综合征，主要表现是同侧动眼神经麻痹和对侧偏瘫，即 Weber 综合征（病变位于中脑基底部，动眼神经和皮质脊髓束受累）；同侧动眼神经麻痹和对侧共济失调、震颤，即 Claude 综合征（病变位于中脑被盖部，动眼神经和结合臂）；同侧动眼神经麻痹和对侧不自主运动和震颤，即 Benedikt 综合征（病变位于中脑被盖部）。

4）大脑后动脉深穿支闭塞：丘脑穿通动脉闭塞产生红核丘脑综合征，表现为病灶侧舞蹈样不自主运动、意向性震颤、小脑性共济失调和对侧偏身感觉障碍；丘脑膝状体动脉闭塞产生丘脑综合征（丘脑的感觉中继核团梗死），表现为对侧深感觉障碍、自发性疼痛、感觉过度、轻偏瘫、共济失调、手部痉挛等。

（5）椎-基底动脉闭塞的表现：血栓性闭塞多发生于基底动脉中部，栓塞性闭塞通常发生在基底动脉尖。基底动脉或双侧椎动脉闭塞是危及生命的严重脑血管事件，可引起脑干梗死，出现眩晕、呕吐、四肢瘫痪、共济失调、肺水肿、消化道出血、昏迷和高热等。脑桥病变出现针尖样瞳孔。

1）闭锁综合征：基底动脉的脑桥支闭塞致双侧脑桥基底部梗死，表现为双侧面瘫，球麻痹，四肢瘫，不能讲话，患者意识清楚，能随意睁闭眼，可通过睁闭眼或眼球运动来表达自己的意愿。

2）脑桥腹外侧综合征：基底动脉短旋支闭塞，表现为同侧面神经、展神经麻痹和对侧偏瘫。

3）福维尔综合征：基底动脉的旁中央支闭塞，同侧周围性面瘫、对侧偏瘫和双眼不能向病变同侧同向运动。

4）基底动脉尖综合征：基底动脉尖端分出小脑上动脉和大脑后动脉，闭塞后导致眼球运动障碍及瞳孔异常、觉醒和行为障碍，可伴有记忆力丧失、对侧偏盲或皮质盲。

5）延髓背外侧综合征：是小脑后下动脉或椎动脉供应延髓外侧的分支动脉闭塞所致。表现为眩晕、恶心、呕吐和眼球震颤；声音嘶哑、吞咽困难及饮水呛咳；小脑共济失调；交叉性感觉障碍；以及同侧 Horner 综合征。

三、治疗措施

1.治疗原则

（1）超早期治疗：力争发病后尽早选用最佳的治疗方案，降低脑代谢，控制脑水肿，挽救缺血半暗带。

（2）个体化治疗：根据患者年龄、缺血性卒中类型、病情严重程度和基础疾病等采取最适当的治疗。

（3）整体化治疗：采取针对性治疗的同时，进行支持疗法、对症治疗和早期康复治疗，对卒中危险因素及时采取预防性干预，减少复发率、降低病死率。

2.治疗方法

脑梗死患者一般应在卒中单元中接受治疗，由多科医生、护士和治疗师参与，坚持治疗、护理及康复一体化的原则，以最大限度地提高治疗效果和改善预后。应予以低盐低脂饮食，以维持生命体征及内环境稳定。应用抗血小板聚集药、血管扩张药、稳定斑块药等；及时应用脱水剂消除脑水肿；防止形成新的梗死灶；加强侧支循环的建立。

四、护理问题

（1）躯体移动障碍：与疾病致偏瘫及平衡能力降低有关。

（2）生活自理缺陷：与偏瘫、肢体乏力有关。

（3）清理呼吸道无效：与患者神志改变、呼吸道感染有关。

（4）潜在并发症：出血。与抗凝药、抗血小板聚集药物等有关。

（5）有受伤的风险：与疾病导致躯体活动障碍有关。

（6）有皮肤完整性受损的风险：与肢体偏瘫、长期卧床有关。

（7）有深静脉血栓形成的风险：与肢体偏瘫、长期卧床有关。

（8）排便模式改变：与长期卧床、饮食改变有关。

（9）焦虑：与担心疾病预后及治疗费用有关。

（10）知识缺乏：与缺乏疾病防治相关知识有关。

五、护理措施

1. 一般护理

保持床单位清洁、干净、平整，衣物合身，随脏随换。饮食以低盐、低脂、高维生素、高膳食纤维的半流质食物为宜，避免辛辣刺激食物。入院时对患者进行压力性损伤的风险评估，如有风险，予以气垫床防受压。观察患者受压部位皮肤有无发红、苍白并每日评估，严格交接班。搬运患者时，避免拖、拉、推等动作，防止擦伤皮肤。指导患者家属定时协助患者排便，可通过按摩下腹部促进肠蠕动，必要时使用开塞露辅助排便。

2. 病情观察

严密观察意识和生命体征的变化，症状如有加重，应及时报告医生。血压宜比正常血压高 10~20 mmHg，以免引起低灌注损伤。保持呼吸道通畅，按时协助翻身拍背。

3. 安全护理

告知患者及其家属跌倒、坠床风险及防范措施，床头悬挂标识，护工 24 h 陪护，拉好床栏，避免跌倒坠床。

4. 用药护理

了解药物的不良反应，观察患者用药后的反应。观察患者口腔、皮肤黏膜等处有无出血倾向。告知患者遵医嘱服药，不可自行停药或调整剂量。

5. 康复护理

防止瘫痪肢体肌肉挛缩、关节僵硬畸形。每次翻身后，将患者的肢体摆放于功能位。对于长期卧床的患者，应向其家属讲解功能锻炼与疾病恢复的关系，并指导如何进行患肢被动功能锻炼；密切观察肢体肌力变化；鼓励患者用健侧手进食，消除患者的依赖心理。

6. 心理护理

热情、耐心地对待患者，做好心理疏导工作。加强与患者及其家属的沟通，给予脑梗死知识宣教，讲解此病的预后，使其树立乐观积极的生活态度，帮助患者建立战胜疾病的勇气和信心。

第二节　脑出血

脑出血是指原发性非外伤性脑实质内出血，也称自发性脑出血我国发病率占急性脑血管病的30%。脑出血年发病人数为60万~80万人，是急性脑血管病中病死率最高的。

一、病因

高血压合并细小动脉硬化是最常见的病因，其他病因包括脑动脉畸形、动脉瘤、血液病、梗死后出血、脑淀粉样血管病、烟雾病、脑动脉炎、抗凝或溶栓治疗、脑卒中等。

二、临床表现

1.基底节出血

在基底节出血中，壳核是高血压脑出血最常见的出血部位，其次是丘脑，尾状核出血较少见。

（1）壳核出血：系豆纹动脉尤其是外侧支破裂所致。表现为对侧肢体轻偏瘫、偏身感觉障碍和同向性偏盲；还可表现为双眼向病灶侧凝视，优势半球出血常出现失语。出血量大时患者可表现为迅速昏迷，反复呕吐，大小便失禁，病情在数小时内迅速恶化；出血量较小时可表现为纯运动或纯感觉障碍。

（2）丘脑出血：系丘脑膝状动脉或丘脑穿通动脉破裂所致。

（3）尾状核出血：较少见，一般出血量不大。常表现为头痛、呕吐、对侧中枢性面舌瘫、轻度颈项强直；也可无明显的肢体瘫痪，仅有脑膜刺激征，与蛛网膜下腔出血的表现相似。

2.脑叶出血

脑叶出血也称为皮质下白质出血，可发生于任何脑叶。一般症状均略轻，预后相对较好。脑叶出血除表现为头痛、呕吐外，不同脑叶的出血可出现不同的局灶性定位症状和体征。

（1）额叶出血：前额疼痛、呕吐、痫性发作较多见；对侧轻偏瘫、双眼向病灶侧凝视、精神异常，尿便障碍，并出现摸索和强握反射等，优势半球出血时可出现运动性失语。

（2）顶叶出血：偏瘫较轻，而偏侧感觉障碍显著，对侧下象限盲，优势半球出血时可出现混合性失语，非优势侧受累有体象障碍。

（3）颞叶出血：表现为对侧中枢性面舌瘫及以上肢为主的瘫痪，对侧上象限盲，优势半球出血时可出现感觉性失语或混合性失语，可有颞叶癫痫、幻嗅、幻视等。

（4）枕叶出血：可表现为对侧同向性偏盲，并有黄斑回避现象，也可表现为对侧象限盲，可有一过性黑矇和视物变形，多无肢体瘫痪。

3. 脑干出血

脑桥是脑干出血的好发部位，偶见中脑出血，延髓出血极少见。

（1）脑桥出血：表现为突然头痛、呕吐、眩晕、复视、侧视麻痹、交叉性瘫痪或偏瘫、四肢瘫等。出血量少时，患者意识清楚，可表现为一些典型的综合征，如福维尔综合征、Millard-Gubler综合征和闭锁综合征等。出血量大时（>5 mL），患者很快出现意识障碍，表现为针尖样瞳孔、四肢瘫痪、呼吸障碍、去大脑强直、应激性溃疡、中枢性高热等，常在48 h内死亡。

（2）中脑出血：表现为突然出现复视、上睑下垂、一侧或两侧瞳孔扩大、眼球不同轴、水平或垂直眼震、同侧肢体共济失调，也可表现为Weber或Benedikt综合征。严重者很快出现意识障碍、去大脑强直，常迅速死亡。

（3）延髓出血：表现为突然猝倒，意识障碍，血压下降，呼吸节律不规则，心律失常，继而死亡。轻症患者可表现为不典型的Wallenberg综合征。

4. 小脑出血

小脑出血约占脑出血的10%。最常见的出血动脉为小脑上动脉的分支，病变多累及小脑齿状核。发病突然，眩晕和共济失调明显，可伴有频繁呕吐及后头部疼痛等。当出血量不大时，主要表现为小脑症状，如眼球震颤、病变侧共济失调、步态不稳、肌张力降低及颈项强直、构音障碍和吟诗样语言，无偏瘫。出血量增加时，还可出现脑桥受压体征，如展神经麻痹、侧视麻痹、周围性面瘫、吞咽困难及出现肢体瘫痪和（或）锥体束征等。小脑大量出血，尤其是蚓部出血时，患者很快进入昏迷状态，双侧瞳孔缩小呈针尖样，呼吸节律不规则、有去大脑强直发作，最后致枕骨大孔疝而死亡。

5. 脑室出血

脑室出血分为原发性脑室出血和继发性脑室出血。原发性脑室出血是指脉络丛血管出血或室管膜下1.5 cm内出血破入脑室，继发性脑室出血是指脑实质出血破入脑室。

知识链接

原发性脑室出血占脑出血的3%~5%。出血量较少时，仅表现头痛、呕吐、脑膜刺激征阳性，无局限性神经体征。临床上易被误诊为蛛网膜下腔出血，需通过头颅CT扫描来确定诊断。出血量大时，很快进入昏迷状态或昏迷逐渐加深，双侧瞳孔缩小呈针尖样，四肢肌张力增高，病理反射阳性，早期出现去大脑强直发作，脑膜刺激征阳性，常出现丘脑下部受损的症状及体征，如上消化道出血、中枢性高热、大汗、应激性溃疡、急性肺水肿、血糖增高及尿崩症，预后差，多数迅速死亡。

三、治疗措施

(1)保持呼吸道通畅。

(2)控制血压，降低颅内压。常用药物有甘露醇、甘油果糖、呋塞米、地塞米松等。

(3)对高血压性脑出血患者，可不用止血药，有凝血障碍的可酌情应用止血药。

(4)亚低温疗法，应用冰帽等降低头部温度，降低脑耗氧量，保护脑组织。

(5)保证营养和维持水电解质平衡。

(6)防治并发症。

(7)外科手术治疗。

四、护理问题

(1)清理呼吸道无效：与出血部位累及呼吸中枢或气道内有痰有关。

(2)低效性呼吸形态：与出血部位累及呼吸中枢或气道内有痰有关。

(3)潜在并发症：如脑疝，与颅内压增高有关。

(4)躯体活动障碍：与疾病致偏瘫及平衡能力降低有关。

(5)生活自理能力缺陷：与肢体偏瘫、卧床有关。

(6)有受伤的危险：与疾病致躯体活动障碍有关。

(7)有皮肤完整性受损的危险：与肢体偏瘫、长期卧床有关。

(8)排便模式改变：与长期卧床、饮食改变有关。

(9)焦虑：与担心疾病预后和治疗费用有关。

(10)知识缺乏：与缺乏疾病防治相关知识有关。

五、护理措施

1. 一般护理

患者绝对卧床休息4周，抬高床头15°~30°，以促进脑部静脉回流，减轻脑水肿；取侧卧位或平卧头侧位，防止呕吐物反流引起误吸。脑出血急性期患者应尽量就地治疗，避免不必要的搬动，并注意保持病房安静，严格限制探视。翻身时，注意保护头部，动作宜轻柔缓慢，以免加重出血，避免咳嗽和用力排便。神经系统症状稳定48~72 h后，患者即可开始早期康复锻炼，但应注意不可过度用力或憋气。恢复期的康复训练不可急于求成，应循序渐进、持之以恒。

2. 饮食护理

急性期患者给予高蛋白质、高维生素、高热量饮食，并限制钠盐摄入(<3 g/d)。有意识障碍、消化道出血的患者宜禁食24~48 h，然后酌情给予鼻饲流质饮食，如牛奶、豆浆、

藕粉、蒸蛋或混合匀浆等，4~5次/d，每次约200 mL。恢复期患者应给予清淡、低盐、低脂、适量蛋白质、高维生素食物，戒烟酒，忌暴饮暴食。

3. 症状护理

（1）对神志不清、躁动或有精神症状的患者，应在床边加护栏，并适当约束，防止跌伤。

（2）注意保持呼吸道通畅。及时清除口鼻分泌物，协助患者轻拍背部，以促进痰痂的脱落排出，但急性期应避免刺激咳嗽，必要时可给予负压吸痰、吸氧及定时雾化吸入。

（3）协助患者完成生活护理，按时翻身，保持床单干燥整洁，保持皮肤清洁卫生，预防压力性损伤的发生。

（4）对有吞咽障碍的患者，喂饭喂水时不宜过急，遇呕吐或反呛时应暂停喂食喂水，防止食物呛入气管引起窒息或吸入性肺炎。对昏迷等不能进食的患者，可酌情予以鼻饲流质饮食。

（5）注意保持瘫痪肢体功能位置，防止足下垂，做被动关节运动和按摩患肢，防止手足挛缩、变形及神经麻痹，病情稳定后应尽早开始肢体功能锻炼和语言康复训练，以促进神经功能的早日康复。

（6）中枢性高热的患者先行物理降温，如温水擦浴、酒精浴、冰敷等，效果不佳时可给予退热药，并注意监测和记录体温的情况。

（7）密切观察病情，尤其是生命体征、神志、瞳孔的变化，及早发现脑疝的先兆表现，一旦出现，立即报告医生及时抢救。

4. 用药护理

告知药物的作用与用法，注意观察药物的疗效与不良反应，发现异常情况，及时报告医生处理。

（1）颅内高压使用20%甘露醇注射液静脉滴注进行脱水时，要保证绝对快速输入，注意防止药液外漏，并注意尿量与血电解质的变化。

（2）严格遵医嘱服用降压药，不可骤停和自行更换，也不宜同时服用多种降压药，避免血压骤降或过低致脑供血不足。

5. 心理护理

主动关心患者，耐心介绍病情及预后，消除其紧张焦虑、悲观抑郁等不良情绪，使患者情绪稳定，积极配合抢救与治疗。

第三节　蛛网膜下腔出血

蛛网膜下腔出血（subarachnoid hemorrhage，SAH）是指颅内血管破裂，血液流入蛛网膜下腔。一般分为原发性和继发性两种类型。其中原发性蛛网膜下腔出血是指脑底或脑表面血管破裂后，血液流入蛛网膜下腔；继发性蛛网膜下腔出血是指脑内血肿穿破脑组织，血液流入蛛网膜下腔。本节主要讨论原发性蛛网膜下腔出血。

一、病因

常见的病因为先天性动脉瘤（50%～80%）破裂，其次是动静脉畸形和高血压性动脉硬化，还可见于血液病、各种感染所致的脑动脉炎、烟雾病、肿瘤破坏血管、抗凝治疗的并发症等。

二、临床表现

临床表现主要取决于出血量、积血部位、脑脊液循环受损程度，重者可突然昏迷甚至死亡，轻症可无任何明显症状和体征，容易延误诊断。

（1）头痛：动脉瘤性 SAH 的典型表现是突发异常剧烈全头痛，多伴发一过性意识障碍和恶心、呕吐。约 1/3 的动脉瘤性 SAH 患者发病前数日或数周有轻微头痛的表现，头痛可持续数日不变，两周后逐渐减轻，若头痛再加重，应警惕动脉瘤再次破裂。但动静脉畸形破裂所致 SAH 头痛常不严重。局部头痛常可提示破裂动脉瘤的部位。

（2）脑膜刺激征阳性：这是最具特征性的体征，以头痛后出现颈项强直多见。

（3）眼部症状：20% 的患者眼底可见玻璃体下片状出血，发病 1 h 内即可出现，是急性颅内压增高和眼静脉回流受阻所致，对诊断具有提示作用。此外，眼球活动障碍也可提示动脉瘤所在的位置。

（4）意识障碍和精神症状：多数患者无意识障碍，但可有烦躁、幻觉等症状；危重患者可出现谵妄、不同程度意识障碍，少数患者出现部分或全面性癫痫发作。

（5）其他症状：部分患者可出现脑心综合征、消化道出血、急性肺水肿和局限性神经功能缺损等症状。

（6）常见并发症。

1）再出血：是 SAH 最严重的急性并发症，20% 的动脉瘤患者病后 10～14 d 可发生再出血，使病死率增加，动静脉畸形急性期再出血者较少见。

2）脑血管痉挛：发生于蛛网膜下腔中血凝块环绕的血管，痉挛严重程度与出血量相关，可导致 1/3 以上病例的脑实质缺血。

3）急性或亚急性脑积水：为血液进入脑室系统和蛛网膜下腔形成血凝块阻碍脑脊液循环通路所致。轻者出现嗜睡、思维缓慢、短时记忆受损、上视受限、展神经麻痹、下肢腱反射亢进等体征，严重者可造成颅内高压，甚至脑疝。

4）其他：5%～10% 的患者有癫痫发作，不少患者有低钠血症、发热、血压升高、血糖升高等。

三、治疗措施

蛛网膜下腔出血的治疗原则是制止继续出血，防止血管痉挛，防止复发，降低病死率。

1. 一般治疗

密切监测生命体征和神经系统体征的变化；保持气道通畅，维持稳定的呼吸、循环系统功能；绝对卧床休息4~6周，避免用力和情绪波动，保持大便通畅；头痛者予镇痛药，烦躁者予镇静药；降低颅高压，可选用甘露醇、甘油果糖、呋塞米、白蛋白等，药物治疗无效应考虑行脑室穿刺脑脊液引流术。

2. 预防再出血

(1) 调控血压：防止血压过高导致再出血，同时注意维持脑灌注压。一般应将收缩压控制在 160 mmHg 以下。

(2) 手术或介入治疗：对于大部分动脉瘤破裂患者，应尽早通过介入治疗或开颅手术进行干预，以降低再出血风险。

(3) 药物治疗：抗纤维蛋白溶解药物能降低 SAH 再出血风险，可酌情应用氨甲环酸或氨基己酸进行早期、短疗程(<72 h)、足量的止血治疗。

3. 防治脑血管痉挛与迟发性脑梗死

维持有效的循环血量，避免过度脱水，处理动脉瘤后血压偏低的患者应减少脱水、降压，适当扩容，必要时可使用多巴胺升压，指南推荐入院后早期口服或静脉应用钙通道阻滞剂尼莫地平/法舒地尔预防脑血管痉挛；早期使用他汀类药物预防迟发性脑梗死。

4. 放脑脊液疗法

行腰穿缓慢放出血性脑脊液，每次 10~20 mL，每周 2 次，可有效缓解头痛症状，并可减少脑血管痉挛及脑积水的发生，但有诱发脑疝、动脉瘤破裂再出血、颅内感染等可能，应严格掌握适应证。

四、护理问题

(1) 疼痛：如头痛，与颅内压增高、血液刺激脑膜或激发脑血管痉挛等有关。
(2) 自理缺陷：与绝对卧床有关。
(3) 潜在并发症：如再出血、脑疝、脑血管痉挛与迟发性脑梗死等。
(4) 恐惧：与发病迅速、担心预后及害怕手术有关。

五、护理措施

1. 一般护理

急性期绝对卧床休息4~6周，头部稍抬高(15°~30°)，避免一切可能使患者血压和颅内压增高的因素，包括移动头部、用力咳嗽及用力大便、情绪激动、剧烈咳嗽等。必要时遵医嘱予以镇静、通便等治疗。躁动患者加床档保护，予以防跌倒坠床宣教；给予床上擦浴等生活护理时动作应轻柔。

2. 密切观察病情变化

（1）密切观察神志、瞳孔、生命体征等的变化。如在病情稳定后突然出现剧烈头痛、呕吐、抽搐甚至昏迷等症状应警惕再出血；如出现神志障碍加深，呼吸、脉搏减慢，瞳孔散大等提示脑疝形成，一旦发生应立即通知医生，给予及时抢救处理。

（2）保持呼吸道通畅，遵医嘱给氧，长期卧床患者应动态评估其吞咽功能，防止呛咳、误吸，预防窒息及坠积性肺炎发生，若患者出现呼吸障碍，应及时告知医生并予以对症处理。

3. 头痛的护理

保持病房安静舒适，避免声光刺激，减少探视，指导患者转移注意力、深呼吸、按摩等可缓解疼痛，遵医嘱脱水、镇痛，观察头痛的频率、性质、程度及伴随症状。

4. 运动和感觉障碍的护理

注意保持良好的肢体功能位，防止足下垂、爪形手、髋外翻等后遗症，恢复期指导患者积极进行肢体功能锻炼，用温水擦洗患肢，改善血液循环，促进肢体知觉的恢复。

5. 饮食护理

给予清淡易消化、含丰富维生素和蛋白质的饮食，多食蔬菜水果。避免辛辣等刺激性强的食物，戒烟酒。对意识障碍者或吞咽功能障碍者，予以留置胃管鼻饲流质饮食。

6. 用药护理

告知药物的作用与方法，注意观察药物的疗效和不良反应，发现异常情况，及时报告医生处理。保持静脉通道通畅、妥善固定，避免药物外渗；使用甘露醇进行脱水治疗时，应快速静脉滴入；使用氨基己酸过程中，观察有无肝肾功能损害及血栓形成；静脉泵入尼莫地平时应控制速度，且尼莫地平对光不稳定，应避光输注。

第四节　单纯疱疹病毒性脑炎

单纯疱疹病毒性脑炎（herpes simplex virus encephalitis，HSE）是单纯疱疹病毒（herpes simplex virus，HSV）感染引起的一种急性中枢神经系统（CNS）感染性疾病，又称为急性坏死性脑炎，是 CNS 最常见的病毒感染性疾病。本病呈全球分布，一年四季均可发病，无明显性别差异，任何年龄均可发病。

一、病因

HSE 的病因是脑实质感染 HSV。HSV 是一种嗜神经性 DNA 病毒,有两种血清型,即 HSV-1 和 HSV-2,患者和健康携带者是主要的传染源。HSV-1 主要通过密切接触或飞沫传播,HSV-2 主要通过性接触或母婴传播。

二、临床表现

(1)任何年龄均可患病,约 2/3 的病例发生于 40 岁以上的成人。潜伏期平均为 6 d,前驱期可有发热、全身不适、头痛、肌痛、嗜睡、腹痛和腹泻等症状。多急性起病,约 1/4 的患者有口唇疱疹史,病后体温为 38.4~40.0 ℃。病程为数日至 1~2 个月。

(2)临床常见症状包括头痛、呕吐、轻微的意识和人格改变、记忆丧失、轻偏瘫、偏盲、失语、共济失调、多动(震颤、舞蹈样动作、肌阵挛)、脑膜刺激征等。约 1/3 的患者出现全身性或部分性癫痫发作。部分患者可因精神行为异常为首发或唯一症状而就诊于精神科,表现为注意力涣散、反应迟钝、言语减少、情感淡漠、表情呆滞、呆坐或卧床、行动懒散,甚至生活不能自理;或表现木僵、缄默;或有动作增多、行为奇特及冲动行为等。

(3)病情常在数日内快速进展,多数患者有意识障碍,表现为意识模糊或谵妄,随病情加重可出现嗜睡、昏睡,昏迷或去皮质状态,部分患者在疾病早期迅速出现昏迷。重症患者可出现广泛脑实质坏死和脑水肿,引起颅内压增高,甚至形成脑疝而死亡。

三、治疗措施

1. 抗病毒药物治疗

应选用广谱、高效、低毒药物,常选用阿昔洛韦,它能够抑制病毒 DNA 的合成。

2. 肾上腺皮质激素

用肾上腺皮质激素治疗本病尚有争议,但肾上腺皮质激素能控制 HSE 炎症反应和减轻水肿,对病情危重、头颅 CT 见出血性坏死灶以及白细胞和红细胞明显增多者可酌情使用。

3. 对症支持治疗

维持营养及水、电解质的平衡,保持呼吸道通畅。对高热者,给予物理降温,抗惊厥;对颅内压增高者,及时给予脱水降颅内压治疗。预防压力性损伤及呼吸道感染等并发症。恢复期可进行康复治疗。

四、护理问题

(1)体温过高：与病毒感染有关。

(2)头痛：与高热、颅内压增高有关。

(3)躯体活动障碍：与意识状态有关。

(4)营养失调(低于机体需要量)：与摄入不足有关。

(5)有受伤的危险。

五、护理措施

1. 一般护理

急性期患者应卧床休息，可适当抬高床头 30°~45°。对有明显颅高压的患者，应抬高床头 10°~15°，以减轻脑水肿、改善头部血液供应；对有瘫痪的患者，至少每隔 2 h 更换体位；对有精神症状的患者，起居活动时应随时有人在旁看护，协助患者完成日常生活照顾。

2. 高热护理

对高热患者，正确监测体温，必要时监测白细胞计数；指导患者摄取足量的液体；给予温水擦浴或冰袋物理降温；物理降温无效时遵医嘱予以药物降温，观察降温效果并记录。

3. 饮食护理

给予高蛋白质、高热量、高维生素、易消化的饮食，多饮水，保证机体对能量的需求。症状较轻患者给予流食或半流食，要少量多次，以减少呕吐；昏迷或吞咽困难患者，应给予静脉输液或鼻饲补充营养和热量。

4. 用药护理

护士应掌握常用抗病毒药物的作用及不良反应，以便针对性地进行健康教育指导。这类药物首选阿昔洛韦，但本药为碱性，与其他药物混合容易引起 pH 改变，故加药时应尽量避免配伍禁忌。不良反应有变态反应、恶心、呕吐、腹痛、下肢抽搐、舌及手足麻木感等；一般在减量或终止给药后缓解。

5. 心理护理

护士应主动向患者家属介绍疾病的有关知识，特别是对有精神症状的患者，以获得更多的社会支持；探视患者应定时，态度和蔼，语言亲切；对木僵患者，多给予鼓励，避免言语的不良刺激加重木僵状态；不在患者面前谈论病情及其他不利于患者的事情。

6. 康复护理

（1）肢体功能训练：保持肢体功能位，按摩肢体，防止肌萎缩，协助患者进行屈、伸、旋转练习，活动时间逐渐延长，活动量逐渐增加，强调锻炼时注意安全，使患者树立战胜疾病的信心。

（2）语言训练：与患者家属共同制订语言训练计划，鼓励患者用手势、点头、摇头来表达自己的需要和情感。

第五节　化脓性脑膜炎

化脓性脑膜炎为化脓性细菌感染所致的脑脊膜炎症，是中枢神经系统常见的化脓性感染。通常急性起病，好发于婴幼儿和儿童。

一、病因

化脓性脑膜炎较常见的致病菌为肺炎球菌、脑膜炎双球菌及流感嗜血杆菌 B 型，其次为金黄色葡萄球菌、链球菌、大肠杆菌、变形杆菌、厌氧杆菌、沙门菌及铜绿假单胞菌等。

二、临床表现

（1）感染症状：发热、寒战或上呼吸道感染等。

（2）脑膜刺激征：表现为颈项强直、Kernig 征和 Brudzinski 征阳性。

（3）颅内压增高：表现为剧烈头痛、呕吐、意识障碍等。

（4）局灶症状：部分患者可出现局灶性神经功能损害的症状，如偏瘫、失语等。

三、治疗措施

1. 抗菌治疗

应掌握的原则是及早使用抗生素，在确定病原菌之前通常使用广谱抗生素，若明确病原菌则应选用敏感的抗生素。

（1）未确定病原菌：第三代头孢菌素的头孢曲松或头孢噻肟常作为化脓性脑膜炎的首选用药，对由脑膜炎双球菌、肺炎球菌、流感嗜血杆菌及 B 型链球菌引起的化脓性脑膜炎有较好的疗效。

（2）明确病原菌：应根据病原菌选择敏感的抗生素。

1）肺炎球菌：对青霉素敏感者，可用大剂量青霉素，成人每天 2000 万~2400 万 U，儿童每天 40 万 U/kg，分次静脉滴注。对青霉素耐药者，可考虑用头孢曲松，必要时联合万古霉素治疗。2 周为 1 个疗程，通常在使用抗生素治疗后的 24~36 h 复查脑脊液，以评价治疗效果。

2）脑膜炎球菌：首选青霉素，对青霉素耐药者选用头孢噻肟或头孢曲松，可与氨苄西林或氯霉素联用。对青霉素或 β-内酰胺类抗生素过敏者可用氯霉素。

3）革兰氏阴性杆菌：对由铜绿假单胞菌引起的脑膜炎可使用头孢他啶，由其他革兰氏阴性杆菌引起的脑膜炎可用头孢曲松、头孢噻肟或头孢他啶，疗程常为 3 周。

2. 激素治疗

激素可以抑制炎性细胞因子的释放，稳定血脑屏障。对病情较重且没有明显激素禁忌证的患者可考虑应用。通常每天静脉滴注 10 mg 地塞米松，连用 3~5 d。

3. 对症支持治疗

颅内压高者，可脱水降颅压；高热者，使用物理降温或使用退热剂；癫痫发作者，给予抗癫痫药物以终止发作。

四、护理问题

（1）体温过高：与细菌感染有关。
（2）有受伤的风险：与抽搐、偏瘫有关。
（3）疼痛：与颅内压增高有关。
（4）潜在并发症：如脑疝。
（5）焦虑：与担心疾病预后和费用有关。

五、护理措施

1. 一般护理

保持病房安静，经常通风，为避免强光对患者的刺激，宜用窗帘适当遮挡，定期消毒，减少陪护和探视人员。

2. 饮食护理

给予营养、清淡、易于消化的流质或半流质食物，餐间可给予水果及果汁，昏迷患者可给予鼻饲以保证患者有足够摄入量。

3. 生活护理

患者因发热、呕吐、饮食少等常有口臭，要认真做好口腔护理，干裂者可涂抹液状石蜡，要保持皮肤清洁、干燥，特别是有瘀点、瘀斑的皮肤，有时有痒感，应避免抓破。

4.病情观察

病情有突然恶化的可能，必须做到经常巡视，密切观察意识状态、瞳孔变化、面色、出血点及生命体征。对发热、头痛者，可用物理降温或予以解热镇痛药；对烦躁、惊厥者，要加床档保护患者，防止坠床，适当约束，酌情给予镇静药。

第六节　新型隐球菌性脑膜炎

新型隐球菌性脑膜炎是新型隐球菌感染脑膜和(或)脑实质所致的中枢神经系统的亚急性或慢性炎性疾病，是中枢神经系统最常见的真菌感染，病情重，病死率高。

一、病因

新型隐球菌多由呼吸道吸入，另有约1/3的患者经皮肤黏膜、消化道传染。侵入人体的隐球菌是否致病与机体的免疫功能密切相关，人类感染新型隐球菌主要累及肺部和中枢神经系统。机体抵抗力或免疫力降低时，侵入的新型隐球菌随血行播散，使血-脑脊液屏障被破坏而引起脑膜炎症。新型隐球菌可沿着血管鞘膜进入血管周围间隙增殖，在基底核和丘脑等部位形成多发性小囊肿或脓肿，也可沿着血管周围鞘膜侵入脑实质内形成肉芽肿。

二、临床表现

(1)起病隐匿，进展缓慢。早期可有不规则低热或间歇性头痛，后持续并进行性加重；免疫功能低下的患者可呈急性发病，常以发热、头痛、恶心、呕吐为首发症状。

(2)神经系统检查：多数患者有明显的颈强直和Kernig征。少数患者出现精神症状如烦躁不安、人格改变、记忆力衰退。大脑、小脑或脑干的较大肉芽肿引起肢体瘫痪和共济失调等局灶性体征。大多数患者出现颅内压增高症状和体征，如视盘水肿及后期视神经萎缩，不同程度的意识障碍，脑室系统梗阻出现脑积水。由于脑底部蛛网膜下腔渗出明显，常有蛛网膜粘连而引起多数脑神经受损的症状，常累及听神经、面神经和动眼神经等。

三、治疗措施

1.抗真菌治疗

两性霉素B是目前药效最强的抗真菌药物，但该药的不良反应大，可引起高热寒战、血栓性静脉炎、头痛、恶心、呕吐、血压降低、低钾血症、氮质血症等，偶可出现心律失常、癫痫发作、白细胞或血小板减少等。氟康唑是广谱抗真菌药，对隐球菌脑膜炎有明显效果。5-氟胞嘧啶单用疗效差，与两性霉素 B 合用可增强疗效。

2. 对症及全身支持治疗

对颅内压增高者，可用脱水剂，并注意防治脑疝；对有脑积水者，可行侧脑室分流减压术，并注意水电解质平衡。因本病病程较长，病情重，机体慢性消耗很大，应注意患者的全身营养、全面护理、防治肺部感染及泌尿系统感染。

四、护理问题

(1)头痛、恶心、呕吐：与高热、颅内压高引起的脑膜刺激征有关。
(2)营养失调(低于机体需要量)：与机体摄入不足有关。
(3)潜在并发症：如脑疝、压力性损伤。
(4)焦虑：与担心疾病预后、经济负担等有关。

五、护理措施

1. 一般护理

急性期患者应卧床休息，有明显颅内高压时，应抬高床头 10°~15°，以减轻脑水肿、改善头部血液供应；瘫痪患者保持一种体位不能超过 2 h，应及时翻身并辅以软枕支持，保持舒适体位。各项操作轻柔、缓慢，避免嘈杂，且嘱咐家属陪护时应减少与患者谈话的时间，使患者充分休息。

2. 饮食护理

给予易消化、高蛋白质、富含维生素的饮食，蛋白质分配在三餐中的比例应符合要求。对有意识障碍的患者，应提供肠内营养支持，以改善患者的代谢反应，保证热能的供给，提高治疗效果。

3. 用药护理

两性霉素 B 是治疗新型隐球菌性脑膜炎的首选药，但其毒性大，不良反应多，在用药过程中应注意保护静脉，可考虑给患者置入深静脉导管。采用静脉滴注结合鞘内注射的方法并小剂量递增给药，现用现配，避光静脉滴注。静脉滴注时严格控制剂量、滴数，滴注时间为 6~8 h。定期查肝肾功能、电解质、血常规等，及时了解是否引起各重要脏器的损害。

4. 心理护理

在治疗期间，药物不良反应大、反复剧烈的头痛及呕吐、治疗的费用高可导致患者产生悲观、失望的消极心态。医务人员要耐心疏导，安慰体贴患者，认真细致讲解药物的作用、不良反应、注意事项以及治愈成功的实例，积极调动患者家属配合，使患者正确看待自身疾病，树立战胜病魔的信心。

第七节　急性脊髓炎

急性脊髓炎是指各种感染引起自身免疫反应而致的急性横贯性脊髓炎性病变，又称急性横贯性脊髓炎，是临床上最常见的一种脊髓炎，以病损平面以下肢体瘫痪、传导束性感觉障碍和尿便障碍为特征。

一、病因

本病确切的病因不明，多数患者出现脊髓症状前 1~4 周有呼吸道感染、发热、腹泻等病毒感染症状，但脑脊液未检出抗体，神经组织亦未分离出病毒，其发生可能为病毒感染后诱发的异常免疫应答，而不是感染因素的直接作用。病变可累及脊髓的任何节段，以胸 3~5 节段最多见，其次为颈段和腰段。病理改变主要为充血、水肿、炎性细胞浸润、白质髓鞘脱失、胶质细胞增生等。本病若无严重合并症，通常 3~6 个月可恢复至生活自理；若合并压力性损伤、肺部或泌尿系统感染，常影响康复或遗留后遗症。部分患者可死于并发症；上升性脊髓炎患者往往短期内死于呼吸循环衰竭。

二、临床表现

(1)本病可见于任何年龄，但以青壮年多见。男女发病率无明显差异，一年四季散在发病。

(2)发病前多有上呼吸道感染、腹泻等症状，或有疫苗接种史。受凉、过劳、外伤等常为发病诱因。

(3)急性起病，多数患者在 2~3 d 内、部分患者在 1 周内发展为完全性截瘫。

1)双下肢麻木、无力为首发症状。

2)典型表现：病变以下肢体瘫痪、感觉缺失和括约肌功能障碍。严重者多出现脊髓休克。可伴自主神经功能障碍，如多汗或少汗、皮肤营养障碍等。休克期一般为 2~4 周，并发肺炎、泌尿系统感染或压力性损伤者，可延长至数月。若无并发症，休克期过后进入恢复期，表现为瘫痪肢体肌张力增高、腱反射亢进、病理反射出现。肌力恢复常自远端开始，感觉障碍的平面逐渐下降。

3)由于受累脊髓的肿胀和脊膜受牵拉，常出现病变部位疼痛、病变节段束带感。

(4)上升性脊髓炎起病急，病情发展迅速，可出现吞咽困难、构音障碍、呼吸肌麻痹，甚至死亡。

三、治疗措施

本病的治疗原则为：减轻症状，防治并发症，加强功能训练，促进康复。

1.药物治疗

急性期以糖皮质激素为主，可减轻脊髓水肿，控制病情发展。常采用大剂量甲基泼尼松龙短程冲击疗法，500~1000 mg静脉滴注，1次/d，连用3~5 d；其后改用泼尼松口服，40~60 mg/d，以后逐渐减量直至停用。B族维生素有助于神经功能的恢复。可选用合适的抗生素预防感染。

2.康复治疗

早期应使瘫痪肢体保持在功能位，防止肢体、关节痉挛和关节挛缩，并进行被动、主动锻炼和局部肢体按摩，促进肌力恢复。

四、护理问题

(1)躯体活动障碍：与脊髓病变所致的截瘫有关。
(2)尿潴留/尿失禁：与脊髓损害所致的自主神经功能障碍有关。
(3)低效性呼吸形态：与高位脊髓病变所致的呼吸肌麻痹有关。
(4)感知觉紊乱：脊髓病变水平以下感觉缺失，与脊髓损害有关。
(5)潜在并发症：压力性损伤、肺炎、尿路感染。

五、护理措施

1.一般护理

严密观察病情，评估患者的运动障碍和感觉障碍平面是否上升。观察患者是否存在呼吸费力、吞咽困难和构音障碍。指导患者合理饮食，加强营养，多吃瘦肉、豆制品、新鲜蔬菜、水果和含纤维素多的食物，供给足够的热量与水分，刺激肠蠕动，减轻便秘和肠胀气。

2.生活护理

卧气垫床或按摩床，指导舒适的床上卧位，保持肢体功能位置，协助被动运动和按摩，防止关节畸形和肌肉萎缩。协助皮肤护理和个人卫生处置，每天用温水擦拭全身1~2次，每2 h翻身1次。对于尿失禁或排便失禁者，及时清理排泄物，维持外阴和肛周皮肤清洁、干燥。观察皮肤有无发红、破溃，出现失禁性皮炎时，及时予以涂抹鞣酸软膏。由于患者感觉减退或缺失，不能感受疼痛等刺激，应注意防止烫伤和冻伤。保持床单整洁干燥，避免皮肤的机械性刺激和骨突处受压，防止压力性损伤。鼓励患者咳嗽和深呼吸，协助进食和餐后漱口，保持口腔清洁，预防口腔和肺部感染。

3. 用药护理

指导患者了解本病常用的药物及其用法、可能出现的不良反应和用药注意事项。糖皮质激素是本病急性发作和复发的主要治疗药物，有免疫调节和抗炎作用，可减轻水肿，改善轴索传导，缩短急性期和复发期病程，常采用大剂量短程疗法。因易出现钠潴留、低钾、低钙等电解质紊乱，应加强对血钾、血钠、血钙的监测。使用糖皮质激素治疗过程中，多食高钾、低钠食物，如鲜玉米、桃子、橙子、香蕉等。同时注意含钙食物的摄取和维生素的补充，以减轻激素的不良反应。

4. 康复护理

每次翻身后，将患者的肢体摆放正确，并做被动或主动的关节运动。指导患者仰卧时抬高臀部以便在床上取放便器。帮助患者进行日常生活活动训练，使患者能自行穿脱衣服、进食、盥洗、排尿/便、淋浴以及开关门窗、电灯、水龙头等。当患者第一次坐起时，尤其是半身瘫痪者，应在起身之前，穿着弹力袜，以增加静脉血回流，逐渐增大坐位的角度，以防产生低血压。鼓励患者持之以恒，循序渐进。

5. 心理护理

与患者及其家属共同讨论病情，用简单、直接的方式告知其本病的病因、病程特点，病变常累及的部位，常见的症状、体征，治疗的目的、方法及预后。鼓励患者树立信心，掌握自我护理的方法，坚持配合治疗，坚持功能锻炼和日常生活活动训练，最大限度地维持生活自理能力，增强体质和机体免疫力，减少复发。

第八节　癫痫

癫痫是多种原因导致的脑部神经元高度同步化异常放电所致的临床综合征，临床表现具有发作性、短暂性、重复性和刻板性的特点。异常放电神经元的位置不同及异常放电波及的范围差异，导致患者的发作形式不一，可表现为感觉、运动、意识、精神、行为、自主神经功能障碍。临床上每次发作或每种发作的过程称为痫性发作，一个患者可有一种或数种形式的痫性发作。在癫痫发作中，一组具有相似症状和体征特性所组成的特定癫痫现象统称为癫痫综合征。

一、病因

癫痫不是独立的疾病，而是一组疾病或综合征，引起癫痫的病因非常复杂，根据病因学不同，癫痫可分为症状性癫痫、特发性癫痫和隐源性癫痫。

影响癫痫发作的因素如下。

(1)年龄：特发性癫痫与年龄密切相关。如婴儿痉挛症在 1 岁内起病；儿童失神癫痫发病高峰为 6~7 岁；肌阵挛癫痫起病在青春期前后。

(2)遗传因素：可影响癫痫易患性。症状性癫痫患者的近亲患病率为 15%，高于普通人群。

(3)睡眠：癫痫发作与睡眠-觉醒周期有密切关系。如全面强直-阵挛性发作常在晨醒后发生；婴儿痉挛症多在醒后和睡前发作；儿童良性癫痫伴中央颞区棘波多在睡眠中发作等。

(4)内环境改变：内分泌失调、电解质紊乱和代谢异常等均可影响神经元放电阈值，导致痫性发作。如少数患者仅在月经期或妊娠早期发作，为月经期癫痫和妊娠性癫痫；疲劳、睡眠缺乏、饥饿、便秘、饮酒、感情冲动和一过性代谢紊乱等都可导致痫性发作。

二、临床表现

1.部分性发作

(1)单纯部分性发作：可分为四种类型，部分性运动性发作、体觉性发作(或特殊感觉性发作)、自主神经性发作和精神性发作。

1)部分性运动性发作：指肢体局部的抽搐，大多见于一侧眼睑、口角、手指或足趾，也可涉及整个一侧面部或一侧肢体远端。若发作自一处开始后，按照大脑皮质运动区的分布顺序缓慢地移动，例如从一侧拇指沿手指、腕部、肘部、肩部扩展，称为 Jackson 癫痫。部分性运动性发作后，如果遗留暂时性肢体瘫痪，称为 Todd 瘫痪。如果局部抽搐持续数小时或数天，则称为持续性部分性癫痫。

2)体觉性发作：常表现为肢体的麻木感或针刺感。多数发生于口角、舌部、手指或足趾，病灶在中央后回感觉区。特殊感觉性发作包括：视觉性、听觉性、嗅觉性和眩晕性发作。

3)自主神经性发作：如多汗、面色苍白或潮红、呕吐等，很少是痫性发作的唯一表现。

4)精神性发作：症状包括各种类型的遗忘症，虽可单独发作，但常为复杂部分性发作的先兆症状。

(2)复杂部分性发作：主要特征有意识障碍，于发作起始出现各种精神症状或特殊感觉症状，随后出现意识障碍或自动症和遗忘症，有时一开始即有意识障碍，常称为精神运动性发作。大多数为颞叶病变所引起，故又称颞叶癫痫。若先兆之后无其他发作性症状，则纳入单纯部分性发作。复杂部分性发作是在先兆之后，患者出现部分性或完全性对环境接触不良，做出一些似有目的的动作，即为自动症。

(3)部分性发作继发为全面强直-阵挛性发作：清醒时若能记得部分性发作的某个症状，即为先兆。

2.全身性发作

(1)失神发作：意识短暂丧失，持续3~15 s，无先兆或局部症状，发作和停止均突然，每天发作数次或数十次。发作时患者停止当时的活动，呼之不应，两眼瞪视不动，可伴有眼睑、眉或上肢的3次/s的颤抖，也可有简单的自动性活动，手中持物可跌落，事后立即清醒，继续原先的活动，对发作无记忆。

(2)肌阵挛发作：为突然、短暂、快速的肌肉收缩，累及全身，也可仅限于面部、躯干和肢体。

(3)阵挛性发作：为全身重复性阵挛发作，恢复多较强直-阵挛发作快。

(4)强直-阵挛发作：全身性肌痉挛，肢体伸直，头偏向一侧，常伴自主神经症状如面色苍白或潮红、瞳孔散大等。躯干的强直性发作造成角弓反张。

(5)全面强直-阵挛性发作：全面强直-阵挛性发作为最常见的发作类型，以意识丧失和全身对称性抽搐为特征。发作分为三期。

1)强直期：所有骨骼肌呈现持续性收缩，双眼球上蹿，神志不清，喉肌痉挛，发出尖叫，口先强张后突闭，可咬破舌尖，颈部和躯干先屈曲后反张。上肢自上举、后旋转为内收、前旋，下肢自屈曲转为强直，常持续10~20 s后转入阵挛期。清醒后常感到头晕、头痛和疲乏无力，部分患者发作后进入深睡状态。

2)阵挛期：不同肌群强直和松弛相交替，由肢端延及全身。阵挛频率逐渐减慢，松弛期逐渐延长，此期持续0.5~1 min。最后一次强烈痉挛后，抽搐突然终止，所有肌肉松弛。

以上两期中，患者可发生舌咬伤，并伴心率增快，血压升高，汗、唾液和支气管分泌物增多，瞳孔扩大，对光反射消失等自主神经征象。

3)惊厥后期：阵挛期后尚有短暂的强直痉挛，造成牙关紧闭和大小便失禁。呼吸首先恢复，口鼻喷出泡沫或血沫。心率、血压和瞳孔恢复至正常。肌张力松弛，意识逐渐清醒。从发作开始至恢复经历5~10 min。醒后觉头痛、疲劳，对抽搐过程无记忆。部分患者进入昏睡，少数在完全清醒前有自动症和意识模糊。

(6)无张力性发作：部分或全身肌肉的张力突然降低，造成张口、颈垂、肢体下垂和跌倒。脑电图示多棘慢波或低电位活动。

(7)癫痫持续状态(status epilepticus)：又称癫痫状态，是指癫痫连续发作期间意识尚未完全恢复又频繁再发，或癫痫发作持续30 min以上不自行停止。通常是指全面强直-阵挛性发作持续状态。最常见的原因是不适当地用抗癫痫药物，或由急性脑病、脑卒中、脑炎、外伤、肿瘤和药物中毒引起，不规范的抗癫痫药物治疗、感染、精神因素、过度疲劳、孕产和饮酒也可诱发。

三、治疗措施

1.病因治疗

如低血糖、低血钙等代谢紊乱需要加以调整，颅内占位性病变首选手术治疗，但术后瘢痕或残余病灶仍可使半数患者继续发作，故还需要药物治疗。

2.对症治疗

（1）根据发作形式、频率、发病时间先选一种药物，从低剂量开始，逐渐加量，并按发作情况调节剂量、次数及时间，直到发作被控制。

（2）若一种药物不能控制发作，一般应观察 2 个月方可改用另一种药。如有两种类型的发作，也可同时用两种药物。合并用药不宜超过三种。

（3）更换药物时应先加新药，再逐渐减少原来的药物。两种药联合使用应用 1 个月左右。应避免突然停药，以免导致癫痫持续发作。

（4）定期监测血药浓度。

（5）控制症状后一般应维持用药 2 年。

（6）患者妊娠的前 3 个月宜减量，以防畸胎。

（7）抗癫痫药的选择，主要取决于癫痫类型。

3.癫痫持续状态的治疗

（1）迅速控制发作：是治疗的关键，可选用地西泮。地西泮是最有效的首选药物，成人 10~20 mg，小儿 0.25~1 mg/kg，缓慢静脉注射至抽搐停止。

（2）处理并发症：可给予 20%甘露醇注射液静脉滴注以利尿脱水，减轻脑水肿；保持呼吸道通畅，给氧，必要时气管插管或切开；高热可给予物理降温；保持水、电解质平衡，纠正酸中毒等。

四、护理问题

（1）有窒息的危险：与癫痫发作时意识丧失、喉痉挛、口腔和气道分泌物增多有关。

（2）有受伤的危险：与癫痫发作时意识突然丧失、判断力失常有关。

（3）知识缺乏：缺乏长期、正确用药的知识。

（4）气体交换受损：与癫痫持续状态、喉头痉挛所致的呼吸困难或肺部感染有关。

（5）潜在并发症：如脑水肿，酸中毒，水、电解质紊乱。

（6）焦虑：与病程长、反复发作有关。

五、护理措施

1.一般护理

保持环境安静，门窗隔音，室内光线柔和、无刺激，使患者远离危险物品，如床旁桌上不能放置暖瓶、热水杯等。严密观察生命体征及神志、瞳孔变化，注意发作过程中有无心率增快、血压升高、呼吸减慢或暂停、瞳孔散大、牙关紧闭、大小便失禁等；观察发作的类型，记录发作的持续时间与频率；观察发作停止后患者的意识是否完全恢复，有无头痛、疲乏及行为异常。全面强直-阵挛性发作和癫痫持续状态的患者，应取头低、侧卧位或头偏向一侧、平卧位，下颌稍向前，松开领带、衣扣和裤带；取下活动性义齿，及时消除口鼻腔分泌物，立即放置压舌板，必要时用舌钳将舌拖出，防止舌后坠阻塞呼吸道，以利呼吸道通畅。癫痫持续状态者插胃管鼻饲，防止误吸，必要时备好床旁吸引器和气管切开包。

2. 饮食护理

给予清淡饮食，少量多餐，增加粗纤维食物的摄入，避免辛辣刺激性食物，戒烟酒，避免饥饿状态。

3. 安全护理

(1)发作期安全护理：告知患者有前驱症状时立即平卧，如果患者是在动态时发作，陪伴者应抱住患者缓慢就地放倒；适度扶住患者的手、脚，以防自伤及碰伤；切勿用力按压抽搐的身体，以免发生骨折、脱臼；在患者张嘴时将牙垫或缠有纱布的压舌板、毛巾卷放于磨牙间，防止舌咬伤；当患者牙关紧闭时，切勿强力撬开，以免损伤牙齿；头偏向一侧，利于口腔分泌物流出，必要时备吸痰用物于床旁，及时清理口鼻分泌物；癫痫持续状态、极度躁动或发作停止后意识恢复过程中有短时躁动的患者，均应专人守护，放置保护性床档，必要时用约束带给予适当约束。

(2)发作间歇期安全护理：给患者创造安全、安静的休养环境。保持室内光线柔和、无刺激；床两侧均安装带床档套的床档；清除床旁桌上的热水杯、玻璃杯等危险物品。对有癫痫发作史并外伤史的患者，在病房床头显著位置安放"谨防跌倒、小心舌咬伤"的警示牌，随时提醒患者及其家属做好防止意外发生的准备。

(3)频繁发作期安全护理：室外活动或外出就诊时最好佩戴安全帽和随身携带安全卡(注明患者的姓名、年龄、病房、诊断等)。

4. 用药护理

有效的抗癫痫药物治疗可使80%的患者发作得到控制。告诉患者抗癫痫药物治疗的原则，指导患者掌握药物疗效及观察不良反应，鼓励患者遵医嘱坚持长期正确服药。

(1)服药原则与注意事项：根据发作类型选择药物；为了预防两种或多种用药所致慢性中毒而使发作加重，应坚持单药治疗；药物一般从小剂量开始，逐渐加量，以尽可能控制发作又不致引起毒性作用的最小有效剂量为宜；严格遵照医嘱用药，间断不规则服药不利于癫痫控制，且易导致癫痫持续状态的发生；抗癫痫药物一般为碱性，宜在餐后服用，可减轻胃肠道反应；应根据患者的年龄、全身情况、耐受性及经济情况，给予个体化治疗和长期随访。

(2)药物不良反应的观察与处理：每种抗癫痫药物均有多项不良反应。剂量相关性不良反应最常见。通常发生于开始用药或加量时，与血药浓度有关。多数常见不良反应为短暂性反应，缓慢减量即可明显减少。严重特异性反应如卡马西平所致的皮疹、肝损伤；苯妥英钠所致的神经系统损害；苯巴比妥引起的智能、行为改变等，需考虑减药或停药。服药前应做血、尿常规和肝、肾功能检查，服药期间定期做血药浓度监测，复查血常规和生化检查。

（3）停药时机与方法：通过正规系统的治疗，约40%的癫痫患者可以完全停药。能否停药、何时停药主要是根据癫痫的类型及病因、发作已控制的时间、难易及试停药反应等判断。患者应在医生指导下服药和停药。完全控制全面强直-阵挛性发作、强直性发作、阵挛性发作需4~5年，失神发作停止0.5年后可考虑停药；停药前应有一个缓慢减量的过程，一般为1~1.5年。

5.心理护理

癫痫需要坚持数年不间断地正确服药，部分患者需终身服药，一次少服或漏服可能导致癫痫发作，甚至成为难治性癫痫或发生癫痫持续状态。抗癫痫药物均有不同程度的不良反应，长期用药加之疾病的反复发作，为患者带来沉重的精神负担，易使患者产生紧张、焦虑、抑郁、淡漠、易怒等不良心理问题。护士应仔细观察患者的心理反应，关心、理解、尊重患者，鼓励患者表达自己的心理感受。鼓励患者听舒缓音乐，缓解其焦躁、不安情绪，指导患者面对现实，采取积极的应对方式，配合长期药物治疗。

第九节　帕金森病

帕金森病（Parkinson disease，PD）又称震颤麻痹，是中老年人常见的神经系统性疾病，主要病理改变是黑质多巴胺能神经元变性和路易小体形成。临床上以静止性震颤、肌强直、运动迟缓和姿势步态异常为主要特征。

一、病因

（1）遗传因素：随着PD致病基因的发现，遗传因素被证实在PD中起到至关重要的作用。到目前为止，已经发现20余种与PD有关的致病基因及位点。遗传形式一般为常染色体显性及隐性遗传，发病年龄一般相对较早。

（2）环境因素：流行病学和社会学研究发现，长期接触环境中的有毒化学物质（除草剂、杀虫剂等）和特定的生活条件及饮食习惯可能增加PD的发病率。

（3）老龄化：流行病学调查显示，PD的患病率和发病率随着年龄的增长而增加，这提示年龄因素是PD的危险因素之一。随着年龄的增长，黑质多巴胺能神经元开始出现退行性病变，多巴胺能神经元渐进性减少。尽管如此，正常年龄老化过程中多巴胺出现变性坏死的程度并不足以导致发病，因此，目前普遍认为神经系统老化只是PD的促发因素之一。

（4）多因素交互作用：目前认为PD并非单因素导致，而是在多因素交互作用下发病。

二、临床表现

PD多发于50~60岁及60岁以上人群，临床表现以静止性震颤、肌强直、运动迟缓和姿势步态异常为特征。PD起病常隐匿,缓慢发展,逐渐加剧。疾病晚期,患者全身僵硬,卧床不起,最后常死于肺部感染、骨折等各种并发症。

1. 运动症状

(1)静止性震颤:常为首发症状,多从一侧上肢开始,表现为规律的拇指对掌和手指屈曲的不自主震颤,类似"搓丸"样动作。具有静止时明显震颤、运动时减轻、入睡后消失等特征。随病程进展,震颤可逐步涉及下颌、唇、面和四肢。少数患者可不出现震颤,尤其是发病年龄在70岁以上者。

(2)肌强直:若被动运动时关节阻力增高,且始终保持一致,类似弯曲软铅管的感觉,称为"铅管样肌强直";在有静止性震颤的患者中,可感到在均匀的阻力中出现断续停顿,如同转动齿轮,称为"齿轮样肌强直"。四肢、躯干、颈部肌强直可使患者出现特殊的屈曲体姿,表现为头部前倾、躯干俯屈、肘关节屈曲、腕关节伸直、前臂内收、髋及膝关节略微弯曲。

(3)运动迟缓:随意动作减少,动作缓慢、笨拙。早期以手指精细动作如解或扣纽扣、系鞋带等动作缓慢为主,逐渐发展为全面性随意运动减少、迟钝,晚期合并肌张力增高,导致起床、翻身均有困难。体格检查见面容呆板,双眼凝视,瞬目减少,酷似"面具脸";书写时字体越写越小,呈现"小字征"。

(4)姿势步态异常:早期走路拖步,迈步时身体前倾,行走时步距缩短,颈肌、躯干肌强直而使患者站立时呈特殊屈曲体姿,行走时上肢协同摆动的联合动作减少或消失。有时行走中全身僵住,不能动弹,称为"冻结现象";有时迈步后碎步往前冲,越走越快,不能立刻停步,称为"慌张步态"或"前冲步态"。

2. 非运动症状

(1)感觉障碍:研究证明,90%的PD患者中早期阶段有嗅觉功能损害。此外,患者还可有其他的感觉异常,包括身体不同部位、不同形式的疼痛。

(2)睡眠障碍:包括失眠、异态睡眠(快速眼动期睡眠行为异常、不宁腿综合征、周期性肢体运动障碍等)、觉醒障碍(包括日间过度嗜睡和睡眠发作)等类型。

(3)认知及精神障碍:研究发现,早期的PD患者中30%存在认知缺陷,60%~80%的患者在发病15年后进展成痴呆。其认知功能障碍主要包括注意力、执行力、记忆力、语言流畅性、视空间能力等方面的改变。PD相关的精神症状包括妄想、视幻觉、错觉、抑郁、焦虑、淡漠等。

(4)自主神经系统功能障碍:包括便秘、尿路障碍、流涎、皮肤病变(如皮肤油亮伴有痤疮等)、神经源性直立性低血压等。

三、治疗措施

1. 药物治疗

药物治疗是PD的首选方法,虽然各种药物治疗不能阻止病情的发展,但能使患者的症状在一定时间内得到不同程度的缓解。药物治疗一般采用抗胆碱能药物(如苯海索)和多种改善多巴胺递质功能的药物(如多巴丝肼、复方卡比多巴等),以恢复纹状体多巴胺和乙酰胆碱两大递质系统的平衡。由于这些药物只能改善症状,因此需要终身服用,且都存在不良反应和长期应用后药效衰减的缺点。

2.外科治疗

对于长期药物治疗疗效明显减退、同时出现异动症的患者,可以考虑手术治疗,如立体定向手术、细胞移植及基因治疗等。其中,脑深部电刺激术(deep brain stimulation, DBS)因微创、安全和可控性高可作为主要选择。但手术只能改善症状,不能根治,术后仍需药物治疗。

3.康复治疗

虽然药物和手术治疗可以让患者在数年内保持较好的状况,但患者整个病程发展趋势呈进行性衰退。疾病到了中晚期,不仅有严重的运动障碍,感觉系统也可出现异常,患者因此经常失去平衡发生跌倒。此外,肌张力的变化和活动减少,常致使关节囊韧带粘连,关节周围结构的活动缺乏,导致关节僵硬和继发性挛缩。大量研究发现康复训练可以提高PD患者的肌肉力量、平衡步态和改善身体功能,还能帮助患者防止跌倒,帮助患者恢复到较高的运动能力和工作能力,从而提高患者的生活质量,使患者维持更长的工作时间和生活自理能力,更好地融入家庭和社会活动。

四、护理问题

(1)躯体活动障碍:与静止性震颤、肌强直、随意运动异常有关。

(2)语言沟通障碍:与咽喉部、面部肌肉强直有关。

(3)知识缺乏:与缺乏疾病的相关认识和所用药物的治疗知识有关。

(4)自尊低下:与流涎、震颤等身体形象改变,语言障碍及生活依赖他人有关。

(5)营养失调(低于机体需要量):与吞咽困难、进食减少和肌强直、震颤所致机体能量消耗增加有关。

(6)排便异常:如便秘,与消化系统障碍或活动量减少有关。

(7)舒适的改变:与感觉异常、肌肉神经疼痛有关。

(8)潜在并发症:如外伤、压力性损伤、感染。

五、护理措施

1.一般护理

(1)舒适护理:保持衣着干净,无污物、汗渍。出汗多或流涎时应及时给予抹洗,并更换衣物被服;对出汗多、皮脂腺分泌亢进的患者,要指导其穿柔软、宽松的棉布衣服。

(2)安全护理。

1)预防压力性损伤。保持床单位整洁、干燥，定时翻身、拍背，注意保护骨突处。

2)预防跌倒。对下肢行动不便、起坐困难者，应配备高位坐厕、坚固且带有扶手的高脚椅、床铺护栏、卫生间和走道扶手等必要的辅助设施；将传呼器置于患者床边，提供无须系鞋带的鞋子，便于穿脱的衣服等；生活日用品放在患者伸手可及处。

(3)避免长期接触工业粉尘、毒物、一氧化碳等。

2. 饮食护理

(1)进食种类：予以高热量、高维生素、高纤维素、低盐、低脂、低胆固醇、适量优质蛋白的清淡易消化食物；避免刺激性食物，并戒烟、酒、槟榔等；主食以五谷类为主，多选粗粮，多食新鲜蔬菜、水果，多喝水。

(2)防止误吸、窒息：进食或饮水时，应注意抬高床头，保持坐位或半坐位；注意力集中，并给予患者充足的时间和安静的进食环境，不催促、打扰患者进食；对流涎过多的患者，可使用吸管吸食流质；对咀嚼和吞咽功能障碍者，应选用稀粥、面片、蒸蛋等精细制作的小块食物或黏稠不易反流的食物，并指导患者少量分次吞咽，避免吃坚硬、滑溜的食物，如果冻等；对进食困难、饮水反呛的患者，应及时插胃管给予鼻饲，防止经口进食引起误吸、窒息或吸入性肺炎。

3. 生活护理

(1)对言语不清、构音障碍的患者，应耐心倾听患者的主诉，了解患者的生活需要和情感需要。可指导患者采用手势、纸笔、画板等沟通方式与他人交流。沟通过程中，态度要和蔼、诚恳，尊重患者，不可随意打断患者说话。

(2)对顽固性便秘者，应指导多食用含纤维素多的食物，多吃新鲜蔬果，多喝水；每天双手顺时针按摩腹部，促进肠蠕动；还可指导适量服用蜂蜜、香油等帮助通便；必要时遵医嘱口服液状石蜡等缓泻剂，或给予开塞露塞肛等。

(3)对排尿困难者，应评估其有无尿潴留和尿路感染等症状，指导患者精神放松，腹部按摩、热敷以刺激排尿，必要时给予导尿和留置导尿管。

(4)对已出现某些功能障碍或起坐已感到困难的患者，要指导其有计划、有目的地锻炼，告知患者知难而退或家人包办只会加速其功能衰退；指导患者进行如鼓腮、伸舌、噘嘴、龇牙、吹吸等面肌功能训练，改善面部表情和吞咽困难，协调发音；对有幻觉、错觉、欣快、抑郁、精神错乱、意识模糊或智力障碍的患者，应特别强调专人陪护。

4. 用药护理

(1)告知患者本病需要长期或终身服药治疗，认真检查患者是否按时服药，有无错服或误服；最好代为保管药物，每次送服到口。

(2)指导患者及家属认真记录常用药物种类与名称、剂型、用法、服药注意事项、疗效，了解不良反应的观察及处理，包括"开-关现象"(指症状在突然缓解与加重之间波动)、"剂末现象"(指每次用药的有效作用时间缩短，表现为症状随血药浓度发生规律性波动)和"异动症"(表现为舞蹈症或手足徐动样不自主运动、肌强直或肌痉挛,可累及头面部、四肢和躯干,有时表现为单调刻板的不自主动作或肌张力障碍)。

（3）不可私自调整药物的剂量、频次。服用普拉克索片、复方左旋多巴后易导致直立性低血压,可引起跌倒,用药后应卧床休息,预防跌倒、坠床。

（4）可制作表格提醒患者按时、准确地服药。

5.康复护理

（1）疾病早期:起病初期患者主要表现为震颤,应指导患者维持和增加业余爱好,鼓励患者积极参加居家活动和社交活动,坚持适当运动锻炼,如养花、下棋、散步、打太极拳、练体操等,注意保持身体和各个关节的活动强度与最大活动范围。

（2）疾病中期:如患者感到从椅子上起立或坐下有困难,应每天做完一般运动后,反复多次练习起坐动作;起步困难者可以在患者脚前放置一个小的障碍物作为视觉提示,帮助起步,也可使用有明显节拍的音乐进行适当的听觉提示,练习走路;步行时要目视前方,不要目视地面,应集中注意力,以保持步行的幅度与速度;鼓励患者步行时两腿尽量保持一定距离,双臂要摆动,以增加平衡;转身时要以弧线形式前移,尽可能不要在原地转弯;提醒患者不可一边步行一边讲话,不可碎步急速移动、拖着脚走路、双脚紧贴地面站立或穿着拖鞋行走等,以免引起跌倒;护士或家人在协助患者行走时,不要强行拉着患者走,当患者感到脚粘在地上时,可告诉患者先向后退一步,再往前走,这样会比直接向前容易得多。

（3）疾病晚期:患者出现显著的运动障碍而卧床不起时,应帮助患者采取舒适体位,被动活动关节,按摩四肢肌肉。注意动作轻柔,避免造成患者疼痛和骨折。

6.心理护理

细心观察患者的心理反应,鼓励患者表达并注意倾听他们的心理感受,与患者讨论身体健康状况改变所造成的影响、不利于应对的因素,及时给予正确的信息和引导,使其能够接受和适应自己目前的状态并能设法改善。鼓励患者尽量维持过去的兴趣与爱好,多与他人交往,不要孤立自己。指导家属关心体贴患者,多鼓励,少指责和念叨,为患者创造良好的亲情氛围,减轻他们的心理压力。告诉患者本病病程长、进展缓慢、治疗周期长,而疗效的好坏常与患者精神情绪有关,鼓励他们保持良好的心态。

第十节 视神经脊髓炎

视神经脊髓炎(neuromyelitis optica,NMO)又称 Devic 病,是免疫介导的主要累及视神经和脊髓的原发性中枢神经系统炎性脱髓鞘病,呈急性或亚急性起病。发病年龄多为 21～41 岁,男女均可发病,女性比男性多见。全年均有发病,6—10 月为好发季节。目前认为NMO 较 MS 严重,预后与脊髓损害的严重程度及有无并发症有关。

一、病因

视神经脊髓炎的病因及发病机制不明，可能与 HIV、登革热、传染性单核细胞增多症、甲型肝炎、结核分枝杆菌感染、肺炎支原体感染有关，免疫接种也可引发视神经脊髓炎。视神经脊髓炎的遗传因素不明，多无家族史。

二、临床表现

(1)前驱症状：部分患者在发病前数日至数周可有低热、头痛、咽痛、眩晕、全身不适、恶心、腹泻等症状。

(2)起病形式：大多为急性或亚急性起病，少数为慢性进行性起病。一部分患者先出现视神经损害的症状，后出现脊髓损害的症状；另一部分患者则同时出现视神经和脊髓损害的表现。一部分患者双侧视神经先后受累；另一部分患者则双侧视神经同时受累。

(3)眼部症状、体征：多数患者起病初有眼眶或眼球疼痛，继之单眼或双眼视力进行性下降，严重者可完全失明。检查可见不同程度的视力下降、生理盲点扩大、视盘炎、继发性视盘萎缩、球后视神经炎、原发性视盘萎缩等表现。

(4)脊髓症状、体征：脊髓损害的常见部位为胸髓，其次为颈髓，腰段脊髓较少见。临床上可表现为播散性、半横贯性、不全横贯性或上升性脊髓炎的症状和体征。除感觉、运动和括约肌功能障碍外，常有痛性痉挛发作。颈髓病变可见 Horner 综合征。颈髓后索病变可出现 Lhermitte 征阳性。

三、治疗措施

治疗包括单时型和复发型视神经脊髓炎急性发作期治疗、防治并发症和康复锻炼。长期免疫治疗只适用于复发型视神经脊髓炎患者。

视神经脊髓炎急性期可选择糖皮质激素，常用甲泼尼龙 1000 mg，静脉滴注，1 次/d，连用 5 d，继之以泼尼松口服。激素的减量需缓慢，甚至需要长期小剂量维持，以预防复发型视神经脊髓炎的再次发作。对激素难以控制的严重病例可考虑行血浆置换，约半数患者的症状可获改善。

复发型视神经脊髓炎患者由于阶梯式的神经功能损害，需采取有效的预防措施保护神经功能。硫唑嘌呤联合泼尼松是复发型视神经脊髓炎患者的一线预防用药。硫唑嘌呤起始剂量为 50 mg/d，每次增加 50 mg，数周后增加至 3 mg/(kg·d)；同时口服泼尼松 60~80 mg/d，直至化验结果显示硫唑嘌呤起效(外周血白细胞数减少、平均红细胞容积值增大)，然后缓慢减量，持续数月。这种联合治疗需要持续监测血常规和肝功能，常规补钙、补钾和使用抗酸剂，同时避免接种活疫苗。对长期用激素加硫唑嘌呤治疗无效、仍反复发作和恶化的视神经脊髓炎患者，可改用大剂量丙种球蛋白静脉滴注冲击治疗 400 mg/(kg·d)，5 d 为 1 个疗程，能迅速有效地控制症状，减少复发。

四、护理问题

(1)肢体感觉障碍：与脊髓损伤有关。

(2)生活自理能力缺陷：与下肢肌力下降有关。

(3)有跌倒坠床的风险：与患者视力下降、视物模糊、失明、眼球受损有关。

(4)潜在并发症：如窒息、肺部感染、压力性损伤、泌尿系统感染、便秘、消化道出血、下肢静脉血栓形成。

(5)恐惧、焦虑：与视力突然下降或失明及担心疾病预后效果有关。

五、护理措施

1. 一般护理

密切观察体温、脉搏、呼吸、血压及意识变化，尤其注意意识和呼吸变化，及时清除呼吸道分泌物，保持呼吸道通畅；观察感觉平面的部位，下肢肌力、肌张力、腱反射的改变及异常感觉等；观察血氧饱和度、血气分析的变化；注意有无上升性脊髓炎的征象，如发现患者呼吸浅而快、咳嗽无力、烦躁不安、出汗、心率加快、神志恍惚等，应立即给予氧气吸入，进行人工气囊辅助呼吸，及早使用呼吸机。

2. 安全护理

应向患者介绍入院环境，将患者安排在离护士站较近且安静的病房，并把餐具、水、呼叫器、便器放在患者的视力范围内。如患者有精神症状应给予必要的约束或由家人/护理员 24 h 陪护。给视力下降、视物模糊的患者提供适当的照明。床单位使用气垫床和带棉套的床档，防止压力性损伤及患者坠床。保持床单位清洁、平整、干燥、无尘渣，防止感觉障碍的部位受损。

3. 饮食护理

避免粗纤维、热烫、坚硬及刺激性食物，选择低脂、高蛋白、富含维生素及高钾、高钙、含丰富亚油酸的食物为宜。多饮水，多食肉类、蔬菜与水果，以增加蛋白质和维生素的摄入。

4. 用药护理

指导患者了解所服用药物的名称、药理作用、服用方法、剂量等，协助患者按时、按量服用；告知患者遵医嘱用药的重要性，不可私自减量或停药；观察患者有无头痛、头晕、恶心、呕吐、剧烈眼痛、视力下降等高血压、高眼压症状，并进行血压、眼压监测；注意有无骨质疏松、溃疡、血糖变化及内分泌紊乱等不良反应，特别应密切观察有无感染情况；注意有无水钠潴留，必要时记录 24 h 出入量；定期检查电解质，常规补钾；巡视病房时注意观察大便的颜色和性状，询问有无腹部不适等症状，定期做大便隐血试验。为预防消化道出血，常规应用抗酸药或 H_2 受体拮抗药。

5.康复护理

经常给患者做肢体按摩和肢体被动活动。向患者讲解活动的重要性，定时更换体位，操作时动作要轻柔。鼓励患者进行自主功能锻炼，帮助患者进行被动肢体活动，并保持关节功能位。恢复期鼓励患者并协助做渐进性活动，协助患者在床上慢慢坐起，坐在床边摆动腿数分钟，下床时有人搀扶或使用助行器。

6.心理护理

本病发病急，可导致患者出现视力急剧下降甚至失明，若患者缺乏心理准备，会产生悲观、焦虑、恐惧、绝望等心理问题。护士应耐心倾听患者诉说，体会患者的处境和感受，了解其心理状态，帮助患者树立战胜疾病的信心和勇气，以积极的态度接受治疗。

第十一节 重症肌无力

重症肌无力(myasthenia gravis，MG)是一种神经肌肉接头传递功能障碍的获得性自身免疫性疾病，主要由神经肌肉接头突触后膜上乙酰胆碱受体受损引起。临床主要表现为部分或全身骨骼肌无力和极易疲劳，活动后症状加重，经休息和胆碱酯酶抑制剂治疗后症状减轻。

一、病因

重症肌无力是一种主要累及神经肌肉接头突触后膜乙酰胆碱受体(AChR)的自身免疫性疾病，主要由 AChR 抗体介导，在细胞免疫和补体参与下突触后膜的 AChR 被大量破坏，不能产生足够的终板电位，导致突触后膜传递功能障碍而发生肌无力。引起重症肌无力免疫应答的始动环节仍不清楚，一种可能是神经肌肉接头处 AChR 的免疫原性改变；另一种可能是"分子模拟"发病机制。80%的重症肌无力患者胸腺重量增加，淋巴滤泡增生，生发中心增多；10%~20%合并胸腺瘤。

二、临床表现

本病可见于任何年龄，小至数月，大至 70~80 岁。发病年龄有两个高峰：一是 20~40 岁，发病者女性多于男性，约为 3∶2；二是 40~60 岁，发病者以男性多见，多合并胸腺瘤。少数患者有家族史。常见诱因有感染、手术、精神创伤、全身性疾病、过度疲劳、妊娠、分娩等，有时甚至可以诱发重症肌无力危象。

（1）受累骨骼肌病态疲劳：肌肉连续收缩后出现严重无力甚至瘫痪，休息后症状减轻。肌无力于下午或傍晚因劳累后加重，晨起或休息后减轻，此种波动现象称为"晨轻暮重"。

（2）受累肌的分布和表现：全身骨骼肌均可受累，多以脑神经支配的肌肉最先受累。肌无力常从一组肌群开始，范围逐步扩大。首发症状常为一侧或双侧眼外肌麻痹，如上睑下垂、斜视和复视，重者眼球运动明显受限，甚至眼球固定，但瞳孔括约肌不受累。面部肌肉和口咽肌受累时出现表情淡漠、苦笑面容；连续咀嚼无力、饮水呛咳、吞咽困难；说话带鼻音、发音障碍。累及胸锁乳突肌和斜方肌时则表现为颈软、抬头困难、转颈、耸肩无力。四肢肌肉受累以近端无力为重，表现为抬臂、梳头、上楼梯困难，腱反射通常不受影响，感觉正常。

（3）重症肌无力危象：指呼吸肌受累时出现咳嗽无力甚至呼吸困难，需用呼吸机辅助通气，是致死的主要原因。口咽肌无力和呼吸肌乏力者易发生危象，诱发因素包括呼吸道感染、手术（包括胸腺切除术）、精神紧张、全身疾病等。心肌偶可受累，可引起突然死亡。约 10% 的重症肌无力患者出现危象。

（4）胆碱酯酶抑制剂治疗有效：这是重症肌无力一个重要的临床特征。

（5）病程特点：起病隐匿，整个病程有波动，缓解与复发交替。晚期患者休息后不能完全恢复。多数病例迁延数年至数十年，靠药物维持，少数病例可自然缓解。

三、治疗措施

1.药物治疗

（1）抗胆碱酯酶药物：通过抑制胆碱酯酶的活性，使释放至突触间隙的乙酰胆碱（ACh）存活时间延长而发挥效应。

（2）肾上腺皮质激素：主要通过抑制 AChR 抗体的生成，增加突触前膜 ACh 的释放量及促使终板再生、修复而发挥作用。

（3）免疫抑制剂：首选硫唑嘌呤，适用于不能耐受大剂量激素的 MG 患者。

2. 血浆置换法

应用正常人血浆或血浆代用品置换重症肌无力患者的血浆，以去除患者血液中抗体，虽然起效快，但不持久，一般仅维持 1 周左右，需重复进行。

3. 免疫球蛋白

适用于各种类型的危象，通常剂量为 0.4 g/(kg·d) 静脉滴注，连用 3~5 d。

4. 胸腺摘除和放射治疗

胸腺摘除对于有胸腺增生的患者效果较好，对胸腺瘤也有一定疗效。年轻女性及病程短、进展快的患者为胸腺摘除的适应证，对于年龄较大或因其他原因不适于胸腺摘除者可行放射治疗。

5. 危象的处理

危象指 MG 患者在某种因素作用下突然发生严重呼吸困难，甚至危及生命。此时应立即进行气管插管或切开，使用人工呼吸器辅助呼吸，按不同类型的危象采取相应的处理方法，并保证以下基本处理。

(1)保持呼吸道通畅，加强排痰，防止发生窒息。

(2)积极控制感染，选用有效、足量且对神经肌肉接头无阻滞作用的抗生素以控制感染。

(3)使用肾上腺皮质激素治疗。

四、护理问题

(1)肌无力危象：与病变侵犯呼吸肌，延髓支配的肌肉和呼吸肌发生严重无力，不能维持换气功能，造成呼吸困难有关。

(2)气体交换受损：与呼吸无力或胆碱能危象时的呼吸衰竭有关。

(3)有误吸的危险：与病变侵犯颜面、咽喉部肌肉和呼吸肌，造成饮水呛咳，引起误吸有关。

(4)营养失调(低于机体需要量)：与吞咽无力有关。

(5)生活自理能力缺陷：与肌无力有关。

(6)知识缺乏：与对疾病过程及治疗不熟悉有关。

五、护理措施

1. 一般护理

指导患者充分休息，避免疲劳，平时活动宜选择在清晨、休息后或肌无力症状较轻时进行，且应自我调节活动量，以省力和不感到疲劳为原则。评估患者日常生活活动的能力，肌无力症状明显时，应协助做好洗漱、进食、穿衣、个人卫生等生活护理，保持口腔清洁，防止外伤和皮肤并发症。密切观察病情，注意呼吸频率与节律改变，观察有无呼吸困难加重、发绀、咳嗽无力、腹痛、瞳孔变化、出汗、唾液或喉头分泌物增多等现象；避免感染、外伤、疲劳和过度紧张等诱发肌无力危象的因素。

2. 饮食护理

指导患者进食高蛋白、高维生素、高热量、富含钾和钙的软食或半流食，避免干硬或粗糙食物。进餐时尽量取坐位，进餐前充分休息或在服药后 15~30 min 产生药效时进餐。对于进食呛咳，有吞咽障碍的患者应予以鼻饲流质饮食，并做好口腔护理，预防口腔感染。

3. 对症护理

呼吸肌无力，有呼吸频率和节律改变者，可因换气明显减少而出现发绀；喉部分泌物增多，咳嗽、咳痰无力引起缺氧，甚至窒息死亡。一旦出现上述情况，应立即通知医生，及时进行吸痰吸氧，保持呼吸道通畅，及时监测患者动脉血气分析结果，严重时进行呼吸气囊辅助呼吸，并协助医生进行床旁气管插管或气管切开术，并备好呼吸机。

4. 用药护理

（1）告知患者药物的作用、用法与注意事项，观察药物的疗效与不良反应，发现异常情况及时报告医生处理。

（2）抗胆碱酯酶药物与阿托品，严格遵医嘱给药，小剂量开始，以防发生胆碱能危象。若患者出现呕吐、腹泻、腹痛、出汗等不良反应时，可用阿托品拮抗或遵医嘱对症处理；对咀嚼无力者，在餐前 30 min 给药，注射抗胆碱酯酶药物后 15 min 再进食，并做好用药记录。

（3）使用大剂量糖皮质激素治疗期间，应密切观察病情，尤其是呼吸变化，警惕呼吸肌麻痹，常规做好气管切开及使用呼吸机的准备。长期用药患者应注意观察有无消化道出血、骨质疏松、股骨头坏死等并发症；用药过程中可能出现消化道出血或溃疡、食管炎、胰腺炎，如自感腹部疼痛及胃痛等，应及时通知医护人员；用药过程中可能出现食欲增加，但若每次食量过多或食用辛辣刺激食物，可能导致胃溃疡或胃黏膜糜烂出血。因此，适当控制饮食，禁食辛辣食品。用药期间可能引起水钠潴留、低钾血症，饮食中应注意限制钠盐，给予补钾，可食用含钾高的食物，如香蕉、橘子等。

（4）禁用影响神经-肌肉接头的药物，如卡那霉素、庆大霉素、链霉素等，以及氯丙嗪等肌肉松弛剂。

5. 心理护理

做好心理护理是保证治疗的重要环节。因为呼吸肌无力导致呼吸困难，所以患者担心随时会出现呼吸停止，容易产生紧张、害怕甚至死亡恐惧心理。护士应耐心解释病情，详细告知本病的病因、临床过程、治疗效果以及负面情绪与预后的关系，告诉患者抗胆碱酯酶物治疗可以改善症状，让患者了解只要配合治疗，避免诱因，本病极少发生危象，预后较好，帮助患者掌握相关疾病知识，树立治疗疾病的信心。

第十二节　急性炎症性脱髓鞘性多发性神经病

急性炎症性脱髓鞘性多发性神经病（acute inflammatory demyelinating polyneuropathy，AIDP）又称为吉兰-巴雷综合征（Guillain-Barré syndrome，GBS），是以周围神经和神经根脱髓鞘病变及小血管炎症细胞浸润为病理特点的自身免疫性周围神经病。AIDP 是世界范围内引起急性弛缓性瘫痪较常见的疾病之一，临床呈急性起病，症状多在两周内达到高峰。

主要表现为多发的神经根和周围神经损害，常见四肢对称性、弛缓性瘫痪。各年龄阶段均可发病，男性略高于女性。

一、病因

本病的病因及发病机制还不完全清楚，多数认为属于神经系统的一种迟发性过敏性自身免疫性疾病。大部分患者可完全恢复或遗留轻微的下肢无力，约10%的患者可出现后遗症，多发生在病情严重、进展快、轴索变性和需长期辅助通气的患者。

二、临床表现

（1）各年龄阶段均可发病，男性略高于女性，一年四季都可发病。

（2）多数患者发病前1~4周有上呼吸道或消化道感染症状，少数有疫苗接种史。

（3）多为急性或亚急性起病，首发症状常为四肢对称性无力。可自远端向近端发展或相反，亦可远、近端同时受累，并可累及躯干，严重病例可因累及肋间肌及膈肌而致呼吸肌麻痹。瘫痪为弛缓性，腱反射减低或消失，病理反射阴性。早期肌肉萎缩不明显，严重者可因继发性轴突变性而出现肌肉萎缩。

（4）发病时多有肢体感觉异常，如麻木、刺痛和不适感，感觉缺失或减退呈手套袜子样分布。

（5）脑神经损害以双侧周围性面瘫多见，尤其以成人多见，延髓麻痹以儿童多见。偶见视盘水肿。

（6）自主神经症状表现为多汗、皮肤潮红、手足肿胀及营养障碍。严重病例可有心动过速、直立性低血压，括约肌功能多无影响。

三、治疗措施

1. 辅助呼吸

呼吸肌麻痹是 GBS 的主要危险，呼吸肌麻痹的抢救成功是增加本病的治愈率、降低病死率的关键，而呼吸机的正确使用是成功抢救呼吸肌麻痹的保证。因此，应严密观察病情，对有呼吸困难者及时进行气管切开和人工辅助呼吸。

2. 病因治疗

（1）血浆置换疗法：周围神经脱髓鞘时，由于体液免疫系统的作用，患者血液中存在与发病有关的抗体、补体及细胞因子等，在发病两周内采用血浆置换疗法，可缩短临床症状的持续时间，缩短使用呼吸机的时间，降低并发症的发生率，并迅速降低抗周围神经髓鞘抗体滴度。适应证为不能独立行走、肺活量明显减少或延髓麻痹等病情较严重的患者，但本法只能在具有一定条件和经验的医疗中心进行，且费用昂贵。

（2）免疫球蛋白：急性期病例应用大剂量的免疫球蛋白静脉滴注治疗，可获得与血浆置换治疗相接近的效果，而且安全。但有部分病例可复发，再治疗仍然有效。

（3）糖皮质激素：近年来临床研究发现，其用于本病效果一般，且并发症多，已不主张使用，但对于慢性 GBS 有一定的效果。

四、护理问题

（1）低效性呼吸形态：与神经受损、呼吸肌受累有关。

（2）清理呼吸道无效：与呼吸肌麻痹、肺部感染致分泌物增加有关。

（3）活动无耐力：与四肢肌肉进行性瘫痪有关。

（4）潜在并发症：呼吸衰竭。

（5）焦虑、恐惧：与病情重、疾病进展快、语言交流障碍有关。

五、护理措施

1. 一般护理

急性期卧床休息，让患者处于舒适卧位；密切观察神志、瞳孔、呼吸、血压变化及肌力情况等，鼓励患者多咳嗽和深呼吸；有呼吸困难者应抬高床头；肢体瘫痪时应维持肢体的功能位置，相应部位辅以软枕支持；慢性病或恢复期的患者可适当运动，并在医护人员指导下进行肢体功能康复训练。

2. 饮食护理

指导患者进食高蛋白、高维生素、高热量且易消化的软食，多食水果、蔬菜，补充足够的水分。对吞咽困难和气管切开、呼吸机辅助呼吸者，应及时插胃管，给予鼻饲流质饮食，以保证机体足够的营养供给，维持水、电解质平衡。对留置胃管的患者，应在开始进食到进食后 30 min 内抬高床头，防止食物反流引起窒息和吸入性肺炎。

3. 用药护理

应教会患者遵医嘱正确服药，告知药物的作用、使用时间、方法、注意事项及不良反应，如激素治疗可致骨质疏松、电解质紊乱和消化系统并发症等不良反应。输注免疫球蛋白可致患者发热、面红，缓慢的滴速可减轻症状。某些镇静安眠类药物可产生呼吸抑制，应慎用，以免掩盖或加重病情。

4. 心理护理

本病发病急，病情进展快，恢复期较长，患者常产生焦虑、恐惧、失望心理，情绪低落，对疾病的康复很不利。护士应向患者解释疾病的发展过程及预后，及时了解患者的心理状况，主动关心患者，使患者解除心理负担。鼓励患者家属及朋友对患者进行适当的心理干预，告知患者本病经积极治疗和康复锻炼，绝大多数可以恢复，帮助患者树立战胜疾病的信心。

第十三节　阿尔茨海默病

阿尔茨海默病(Alzheimer disease，AD)是发生于老年和老年前期，以进行性认知功能障碍和行为损害为特征的神经系统疾病，主要表现为记忆障碍、失语、失用、失认、视空间能力损害、抽象思维和计算能力损害、人格和行为改变等，可通过药物治疗改善，本病目前尚不能治愈。

一、病因

阿尔茨海默病的病因和发病机制极为复杂，可能与遗传因素、脑病理变化等因素相关，一般好发于65岁以上人群，精神刺激、创伤、神经系统疾病等因素都可诱发阿尔茨海默病。

二、临床表现

1. 痴呆前阶段

痴呆前阶段表现为记忆力轻度受损，学习和保存新知识的能力下降，其他认知能力，如注意力、执行能力、语言能力和视空间能力可出现轻度受损，但不影响基本日常生活能力，达不到痴呆的程度。

2. 痴呆阶段

(1)轻度痴呆：首先出现的是近事记忆减退，遗忘日常所做的事和常用的物品；随着病情的发展，可出现远期记忆减退，即对发生已久的事情和人物的遗忘。部分患者出现视空间障碍，面对生疏和复杂的事物容易出现疲乏、焦虑和消极情绪，表现出人格方面的障碍，如不爱清洁、不修边幅、暴躁、易怒、自私多疑等。

(2)中度痴呆：记忆障碍继续加重，工作、学习新知识和社会接触能力减退，特别是原已掌握的知识和技巧出现明显的衰退。出现逻辑思维、综合分析能力减退，言语重复、计算力下降，明显的视空间障碍，如在家中找不到自己的房间。可出现失语、失用、失认等，有些患者还可出现癫痫、强直少动综合征。患者常有较明显的行为和精神异常，性格内向的患者变得易激惹、兴奋欣快、言语增多，而原来性格外向的患者则可变得沉默寡言，对任何事情提不起兴趣，出现明显的人格改变，甚至做出一些丧失羞耻感（如随地大小便等）的行为。

(3)重度痴呆：记忆障碍加重，出现情感淡漠、哭笑无常、言语能力丧失，以致不能完成日常简单的生活事项，如穿衣、进食。终日无语而卧床，与外界(包括亲友)逐渐丧失接触能力，四肢出现强直或屈曲瘫痪，括约肌功能障碍。常可并发全身系统疾病的症状，如肺部感染、尿路感染、压力性损伤及全身性衰竭症状等，最终因并发症而死亡。

三、治疗措施

阿尔茨海默病的病因和发病机制尚未完全阐明，目前仍缺乏病因治疗，可对阿尔茨海默病患者给予多奈哌齐、利斯的明、石杉碱甲、氟西汀等药物治疗，能够减轻症状或延缓病情发展。

阿尔茨海默病目前尚不能治愈，为终身性疾病，需要终身治疗。

四、护理问题

(1)走失的危险：与空间定向力障碍有关。

(2)自我照顾能力缺乏：与记忆力、计算力降低或丧失有关。

(3)有伤人及自伤的危险：与情感、行为障碍有关。

(4)记忆力受损：与智能损害有关。

(5)自我形象紊乱：与认知功能障碍有关。

(6)语言沟通障碍：与思维障碍有关。

(7)知识缺乏：缺乏疾病、药物、护理等相关知识。

(8)潜在并发症：感染、压力性损伤、外伤。

五、护理措施

1.基本生活护理

(1)创造安全的生活环境(门槛、扶手、马桶、厕所、浴室、助步器)，实施运动计划克服功能障碍，指导患者掌握各种技能，指导患者做全关节运动，以缓解肌肉僵硬和关节挛缩。保持患者肢体处于功能位，防止畸形产生。协助患者料理日常生活。

(2)一日三餐定量、定时，使患者建立良好的饮食习惯。选择营养丰富、清淡宜口的食品，荤素搭配，食物温度适中，选择无刺、无骨、易于消化的食物。吞咽困难者应给予缓慢进食，不可催促以防噎食、呛咳，必要时给予鼻饲饮食。对于食欲亢进者要适当限制食量。

(3)指导患者膀胱功能训练的方法与步骤，教会其正确的排尿方法；保持尿道口和会阴部清洁，每天擦洗消毒，及时更换床单、被褥；告诉患者尿路感染的症状和体征，发现异常时，及时报告医生；监测尿量，必要时导尿，必要时遵医嘱使用抗生素。

2. 安全护理

(1)建立良好的医疗保健、家庭及社会的支持系统，创造安全的家居环境；家居摆设尽量避免直角；家中物品分类放置并贴上标签便于寻找和管理；夜间如厕应有人陪护，马桶使用坐式，地面防滑。

(2)创造安全的环境，操作时注意保暖，动作宜轻柔；使用取暖及降温用具时，注意避免烫伤及冻伤的发生；定时监测患者生命体征变化情况，观察药物的不良反应。

3. 心理护理

经常与患者交谈、沟通，了解患者需要，倾听患者的感受并予以帮助。告知患者尽可能维持正常活动的重要性，让患者参与制订治疗和护理计划。注意患者的私密性。

4. 用药护理

所有口服药必须由护士按时送服，不能放置在患者旁边，服药时必须看着患者咽下。中、重度痴呆患者服药后常不能诉说其不适，护士应细心观察服药后的反应，及时反馈给医生，以便及时调整给药方案。对于吞咽困难或不能吞咽的需从胃管内注入药物。指导遵医嘱正确用药，讲解药物的不良反应，至少每3~6个月随访一次，以根据评估结果调整药物的剂量及治疗方案。

5. 行为异常及精神症状护理

(1)与患者交谈时，首先应让患者思想集中，减少外来干扰；当患者听不懂时，应冷静，可减慢语速，重复语句，运用手势或将物品名称与影像结合表述；鼓励患者积极与他人交谈，使患者的语言、思维等能力得到训练；有语言障碍者进行口语锻炼和训练。

(2)创造稳定、简单、明了的环境，并为患者安排固定的作息时间。给患者使用熟悉的物品；尽可能由同一位护士照顾患者；与患者谈话时要慢而清楚、语调平静，不要一次给予太多的暗示，同时鼓励患者表达自我感受。

(3)为患者创造良好的入睡条件，环境要安静，合理安排患者的睡眠时间；入睡前，不给予刺激性的语言或观看刺激性的电视，不玩手机；可进行温水浴、泡脚、足部按摩、喝热牛奶，给予充分的关照与陪伴。不给老年人饮酒、吸烟、喝浓茶或咖啡，以免影响睡眠质量；严重失眠者可遵医嘱给予助眠药。加强患者夜间的安全维护，必要时使用保护具，如床栏、约束带，以免发生意外。

6. 并发症的护理

(1)创造安全的环境；加强营养，合理饮食，定期监测营养状态，根据具体情况及时给予饮食调整，必要时给予鼻饲及胃肠外营养。轻症患者督促其刷牙、漱口，不能做好个人卫生的给予口腔护理。

(2)对长期卧床患者保持床单位清洁、干燥，勤换洗衣物，保持皮肤清洁，勤翻身拍背，减少骨隆凸处的压力，避免发生坠积性肺炎；保持适宜的病房温度环境，应经常开窗通风。

（3）保持患者肢体功能位，对晚期出现显著运动障碍者，帮助其活动关节，按摩肌肉，防止肌萎缩及深静脉血栓形成。

7.康复训练

（1）鼓励患者尽量下床活动，每天进行四肢伸屈练习。

（2）指导患者采用正确的锻炼方法和保持良好的生活习惯，避免过度劳累。

（3）与患者及家属制订切实可行的康复锻炼计划，防止肢体功能瘫痪，推迟疾病的发展。

第十四节　不宁腿综合征

不宁腿综合征（restless legs syndrome，RLS），又称不安腿综合征，是一种与睡眠有关的神经系统感觉运动障碍性疾病，指在静息状态下，患者双下肢出现难以形容的异常感觉和不适感，同时内心有活动下肢的强烈愿望。

临床上常见，可发生于任何年龄段，以中老年人多见，对生命没有危害，主要会影响患者的生活质量。

一、病因

根据是否有原发病，不安腿综合征可分为原发性和继发性两种类型。

此病具体病因及发病机制尚不明确，目前认为可能和遗传、中枢神经系统损害、铁缺乏、内源性阿片释放、血液循环障碍等因素有关。

二、临床表现

（1）任何年龄均可发病，但中老年人多见，男：女＝1：2。

（2）患者有强烈活动双腿的愿望，常伴有各种不适的感觉症状。症状在安静时明显，长时间的坐、卧及夜间易发生，活动、捶打后可缓解症状。

（3）肢体远端不适感是本病的特征之一，如麻木、蚁走、蠕动、烧灼、疼痛、痉挛等。少数患者疼痛明显，往往误诊为慢性疼痛性疾病，感觉症状可累及踝部、膝部或整个下肢，近一半患者可累及上肢。

（4）80%的患者有周期性肢体运动，表现为睡眠时重复出现刻板的髋、膝、踝关节的三联屈曲，致使趾背伸。

（5）因夜间不适感明显，加之周期性肢体运动影响睡眠，故95%的患者合并睡眠障碍。

三、治疗措施

因为不宁腿综合征的病因及发病机制尚不明确，所以治疗以缓解症状、去除病因为主。一般原发性不宁腿综合征以缓解症状为治疗原则，继发性不宁腿综合征则应首先治疗原发病。

1. 药物治疗

（1）多巴胺能药物：可以弥补多巴胺分泌不足，代表药物有左旋多巴，可以明显改善不宁腿综合征的症状，减少周期性肢动，提高睡眠质量。适用于轻度不宁腿综合征患者和间歇性发作的患者。长期使用可能导致症状加重，因此不适合每天都出现症状的患者。

（2）多巴胺受体激动剂：该类药物在分子结构上和多巴胺相似，可以直接作用于多巴胺受体，让更多的多巴胺发挥作用。常见药物有普拉克索、卡麦角林、罗匹尼罗等。适合治疗频发（每天都出现）不宁腿综合征症状的患者。不良反应有头痛、恶心、疲劳乏力、便秘、外周水肿等。

（3）抗惊厥药物：可以改善患者的症状，尤其是有疼痛感的患者。常用药物有加巴喷丁、卡马西平等。适合对多巴胺能药物、多巴胺受体激动剂不耐受，或这两种药治疗效果不理想的患者，特别是对疼痛明显的患者。高龄患者使用此类药物可能有共济失调（表现为肢体活动不协调）、镇静（可表现为易疲劳、嗜睡等）等不良反应。

（4）阿片类药物：通过与内源性阿片竞争受体来阻止内源性阿片发挥作用，从而改善症状。此类药物有羟考酮、氢可酮等。适合上述药物治疗效果不佳、比较难治的不宁腿综合征患者。可能的不良反应有镇静、便秘等。

2. 病因治疗

（1）治疗原发病：已明确原发病的不宁腿综合征患者首先应积极治疗原发病。如缺铁性贫血患者应补铁治疗，口服或静脉补铁对明确缺铁的患者有效，但是否对其他不宁腿综合征患者有效尚不明确；帕金森病患者应进行包括药物治疗、手术治疗和康复治疗在内的综合治疗；尿毒症患者可通过药物治疗、透析治疗等改善症状，终末期尿毒症患者可通过肾移植改善尿毒症，从而缓解不宁腿综合征症状。

（2）去除危险因素：停用或更换可诱发不宁腿综合征的药物，如抗精神病药物、抗组胺药物等。

3. 其他治疗

（1）非药物治疗：轻度不宁腿综合征患者可以不采取药物治疗，常用的非药物治疗方法有适度的有氧运动、保持规律的生活作息、睡前肢体按摩或拉伸、热水浴、补充叶酸等。这些方法有助于缓解症状。妊娠期不宁腿综合征患者应优先选择非药物治疗。

（2）中医治疗：中医活血化瘀类药物、针灸治疗等，对不宁腿综合征患者的症状改善可能有一定效果，建议在正规机构专业医生指导下治疗。

四、护理问题

(1)睡眠形态紊乱：与夜间症状不适感有关。

(2)活动无耐力：与睡眠障碍有关。

(3)焦虑：与担心疾病预后有关。

(4)舒适的改变：与肢体的疼痛、麻木有关。

(5)知识缺乏：缺乏疾病相关知识。

(6)并发症：焦虑、抑郁、注意力缺陷、药物依赖等。

五、护理措施

1. 饮食指导

本病与贫血，维生素 B_2、铁剂缺乏，咖啡、酒精等的摄入有一定关系，所以应指导患者少饮用咖啡及含咖啡的饮料，戒烟、戒酒，多吃富含铁剂和维生素的饮食，经常变换饮食增加营养。糖尿病患者要加强饮食控制，肾脏疾病患者应保持优质蛋白饮食，当肾功能不全时，应根据肌酐清除率调整蛋白的摄入量。合理调整饮食结构，避免超重，如少食高胆固醇、高脂肪、高糖的食物，多吃高纤维食物。

2. 心理护理

不宁腿综合征患者由于有下肢难以忍受的不适感且有强迫动作，又以夜间症状为主，影响睡眠，因此其心理上常产生烦躁、不安、焦虑感。护理者应对患者的痛苦表示理解及同情，耐心倾听患者的倾诉，并指导患者养成良好的睡眠习惯。嘱其睡前避免摄入咖啡、尼古丁、酒精等精神兴奋性物质；就寝时彻底放松，保持稳定的情绪；就寝前 2~3 h 不要进行剧烈的运动；临睡前可用热水洗脚或热敷小腿；最后按医嘱使用镇静催眠药物。本病为常染色体显性遗传疾病，故患者常因心理上产生恐惧、焦虑等不良情绪而加重病情，护理人员应耐心地向其介绍本病的有关知识，并嘱其保持情绪稳定，以免紧张导致本病发作。

3. 活动安全

患者常继发失眠，导致精神不佳，注意力不集中。该病患者多为老年人，为促进康复常常要不停地来回走动、伸展肢体，加之服用苯二氮䓬类药物可导致老年人夜间摔倒，所以安全问题不容忽视。护理人员要经常指导患者及家属保持地面清洁干燥，活动场地要宽阔，不设障碍物，外出时要有人陪伴，走路动作要慢，夜间床边加防护栏，按规定的剂量、时间服药等以保证患者的安全。

4. 用药护理

本病需服用各种药物，故要注意各种药物的不良反应。多巴胺类药物有消化系统、心血管系统、泌尿系统及神经系统等多方面的不良反应，最常见的为运动障碍和症状波动。护理人员要注意观察不良反应的发生，并及时报告医生，症状严重时须停药。连续用镇静催眠药可导致头昏、嗜睡、乏力等反应，久服可发生耐药、依赖性和成瘾，停药时可出现反跳和戒断症状（失眠、焦虑、激动、震颤等），与其他中枢神经药物联合应用时可有叠加作用；因此，对呼吸功能不全、肌无力或肝功能不全者需慎用。三环类抗抑郁药物有明显的心血管及抗胆碱能作用，应指导患者了解药物的服用方法、服用时间、可能出现的不良反应，叮嘱患者必须按时、按医嘱用药，并让其了解按医嘱服药的重要性。

5.康复指导

该病常在休息、傍晚或深夜时加重，活动后减轻。其中，卧床是最常见的加重因素，走路对于减轻腿部症状最为有效。可协助患者适当运动，并每天睡前洗热水浴 1 次，对于缓解夜间的不适症状较为有效。也可推拿或针灸足三里等穴位，使肌肉放松，改善血液循环，从而促进机体康复。

6.出院指导

该类疾病在情绪紧张时易发病，冬春季发作频繁，腿部过紧、受凉、劳累、生活不规律时均可发病。护理人员要指导患者保持情绪稳定，养成规律生活的习惯，避免劳累、受凉，衣着要宽松。尤其是冬春季来临之前要提前预防，合理安排生活，作息规律，保持情绪平稳，避免劳累。戒烟限酒，控制咖啡因、尼古丁的摄入，少食高脂肪、高胆固醇、高糖的食物，多吃富含粗纤维、维生素的蔬菜和水果。坚持适度的有氧运动，注意保暖、避免受凉，衣着宽松舒适。积极治疗甲状腺功能减退、糖尿病、肾脏疾病、下肢静脉曲张、铁缺乏、低镁血症、低叶酸等疾病，定期就诊复查。

第十五节　肝豆状核变性

肝豆状核变性（hepatolenticular degeneration，HLD）又称威尔逊病，是常染色体隐性遗传的铜代谢障碍疾病。由 Wilson 首先报道和描述，是一种遗传性铜代谢障碍所致的肝硬化和以基底节为主的脑部变性疾病。临床上表现为进行性加重的锥体外系症状、肝硬化、精神症状、肾功能损害及角膜色素环（K-F 环）。

一、病因

本病属于常染色体隐性遗传性铜代谢异常疾病，但其铜代谢异常的机制，迄今尚未完全阐明。目前，公认的机制包括胆道排泄减少、铜蓝蛋白合成障碍、溶酶体缺陷和金属硫蛋白基因或调节基因异常等。

二、临床表现

1. 神经精神症状

（1）震颤：早期常限于上肢，渐延及全身。多表现为快速、节律性、似扑翼样震颤，可合并运动时加重的意向性震颤。

（2）发音障碍与吞咽困难：多见于儿童期发病的 HLD 患者，说话缓慢似吟诗，或音调平坦似念经，也可有含糊不清、爆发性或震颤性语言。吞咽困难多发生于晚期患者。

（3）肌张力改变：大多数患者肌张力呈齿轮样、铅管样增高，往往引起动作迟缓、面部表情减少、写字困难、步行障碍等。少数舞蹈型患者伴肌张力减退。

（4）癫痫发作：较少见。

（5）精神症状：早期患者智能多无明显变化，但急性起病的儿童较早发生智力减退。大多数肝豆状核变性患者具有性格改变，如自制力减退、情绪不稳、易激动等；重症可出现抑郁、狂躁、幻觉、妄想、冲动等，甚至引起伤人、自伤行为。少数患者以精神症状为首发症状，易被误诊为精神分裂症。

2. 肝脏症状

（1）通常 5~10 岁发病。由于肝脏内铜离子沉积达饱和状态，引起急性肝衰竭，即腹型肝豆状核变性。临床表现为全身倦怠、嗜睡、食欲不振、恶心呕吐、腹部膨胀及重度黄疸，病情迅速恶化，多于 1 周至 1 个月死亡，往往在其同胞被确诊为肝豆状核变性后，回顾病史时方考虑本病可能。

（2）半数患者在 5~10 岁内出现一过性黄疸、短期丙氨酸转氨酶增高或轻度腹腔积液，不久迅速恢复。数年后当神经精神症状出现时，肝脏可轻度肿大或不能扪及，肝功能轻度损害或在正常范围内，但 B 超检查已有不同程度损害。

（3）少儿期出现缓慢进行性食欲不振、轻度黄疸、肝大和腹腔积液，酷似肝硬化的表现。经数月至数年，消化道症状迁延不愈或日益加重，而渐渐出现震颤、肌僵直等神经精神症状。神经精神症状一旦出现，肝脏症状迅速恶化，多于几周至 2~3 个月内陷入肝昏迷。

（4）部分青少年患者可表现缓慢进行性脾大，并导致贫血、白细胞或（及）血小板减少等脾功能亢进征象，一般在脾切除或门脉分流术后不久出现神经精神症状并迅速恶化，常于短期内死亡；少数患者食管静脉破裂致上消化道出血而迅速促发神经精神症状。

3. 角膜色素环

肉眼或裂隙灯下，在角膜后弹力层周边部可见棕色 K-F 环。

三、治疗措施

1. 低铜饮食

每日食物中含铜量不应大于 1 mg，不宜进食动物内脏、海鲜和坚果等含铜量高的食物。

2. 药物治疗

(1)阻止铜吸收：锌剂(硫酸锌、葡萄糖酸锌)、四硫钼酸铵。
(2)促进铜代谢：D-青霉胺是治疗肝豆状核变性的首选药物，也可应用二巯丙醇。

3. 对症治疗

如有肌强直及震颤者可选用金刚烷胺及苯海索，症状明显者可选用左旋多巴；精神症状者选用抗精神病药物；无论有无肝功能损害，均应使用护肝药物。

4. 手术治疗

脾切除术及肝移植术。

四、护理问题

(1)活动无耐力：与乏力、食欲缺乏有关。
(2)营养失调(低于机体需要量)：与患者吸收功能障碍、食欲下降有关。
(3)体液过多：与肝功能减退、门静脉高压引起的水钠潴留有关。
(4)并发症：上消化道出血、肝性脑病等。
(5)焦虑：与担心预后、治疗费用有关。

五、护理措施

1. 病情观察

定期测量体温、血压、脉搏、呼吸，对并发肝性脑病的患者密切观察其神志、瞳孔变化。

2. 饮食护理

告知患者及家属饮食治疗对本病的重要性，并帮助患者及家属制订饮食计划，嘱其坚持饮食控制。减少铜的摄入，禁食含铜高的食物，如动物内脏、肉类、贝类、豆类、坚果类。禁食辛辣刺激、巧克力、酒类等容易引起癫痫发作的食物。避免使用铜质餐具、炊具。

3. 药物护理

遵医嘱对 HLD 患者进行驱铜治疗时，应熟练掌握排铜药物和抗癫痫药物的使用方法、剂量、药物间的相互作用，同时密切观察患者用药后的反应，发现异常及时报告医生，并积极配合医生给予相应处理。

4. 并发症的护理

在疾病、药物、不良心理等多重因素的刺激下，患者有可能出现过敏、白细胞减少、骨折，甚至病情暂时性加重，锥体外系症状突出等并发症。因此应密切关注患者的呼吸、脉搏、血压等病情变化，严格进行晨间护理。对卧床患者，应预防压力性损伤的发生。

5. 心理护理

HDL 患者因疾病不能根治，又继发癫痫，常会出现焦虑、抑郁、悲观等不良心理。护理人员应积极关注患者的心理变化，定期举办宣教讲座，传播相关专业知识，认真负责地对患者及家属进行心理疏导，并增强他们对该疾病的认识和治疗的信心。

第五章

神经内科常用药物

第一节　脱水药

【甘露醇】

1. 作用

甘露醇为高渗透压性脱水剂，无毒性，作用稳定。它的降颅压作用不是单纯因为利尿，更主要在于使血液渗透压增高，使脑组织的水分吸入血液，从而减轻脑水肿、降低颅内压。一般在静脉注射后 20 min 内起作用，2~3 h 降压作用达到高峰，可维持 4~6 h。

2. 用法

20% 甘露醇注射液 125~250 mL 快速静脉滴注，速度为 10~15 mL/min，根据需要每 4~6 h 可重复使用一次。

3. 不良反应

少见，输注过快时会引起一过性眩晕、头痛、畏寒和视物模糊。因可增加循环血量而增加心脏负荷，故慢性心功能不全者禁用。另外，活动性颅内出血者禁用。

4. 注意事项

（1）甘露醇遇冷易结晶，故在使用前应仔细检查，如遇结晶可放入热水中，待结晶溶解后再使用。

（2）输注过快会造成一过性眩晕、头痛和注射部位疼痛。

（3）心肾功能不全者慎用，用药后注意观察患者的尿量及尿液颜色，定期复查尿常规及血生化。

（4）用药过程中注意观察输液速度及穿刺部位是否有肿胀、外渗等。

【甘油果糖】

1. 作用

可用于脑血管病、脑外伤、脑肿瘤、颅内炎症及其他原因引起的慢性颅内压增高、脑水肿等。由于本品不良反应小，因此适用于较长时期需降颅内压的患者，尤其对肾功能有损害而不能使用甘露醇的患者更为适合。

2. 用法

静脉滴注：1~2 次/d，250~500 mL/次。本品 250 mL 的滴注时间应控制在 1~1.5 h。

3. 不良反应

常见皮肤瘙痒、皮疹、头痛、恶心、口干、溶血等。静脉滴注过快可引起溶血及血红蛋白尿。

4. 注意事项

妊娠及哺乳期妇女慎用；有严重活动性颅内出血且无手术条件时慎用；儿童、老年人慎用；使用时注意氯化钠的摄入量；遗传性果糖耐受不良症、高钠血症、无尿、严重脱水、对本品过敏者忌用。

【人血白蛋白】

1. 作用

本品用于脑水肿及损伤引起的颅内压增高，可维持脑血流灌注。

2. 用法

静脉滴注，滴注速度应以不超过 2 mL/min 为宜，在开始 15 min 内，应特别注意速度须缓慢。

3. 不良反应

（1）偶见心动过速、血压下降、恶心、呕吐、颜面潮红、皮疹、弥漫性红斑，可伴有寒战、发热等。

（2）如果输注过快，可引起循环超负荷而导致肺水肿，表现为呼吸困难、发绀、阵发性咳嗽伴大量白色或粉红色泡沫痰等。

4. 注意事项

（1）如果在用药期间发现药液出现混浊、沉淀、异物或瓶子有裂纹、瓶盖松动、过期失效等情况，请停止使用。一旦开启药物后，应一次输注完毕，不能分次或给第二人输注。

（2）如果用药期间有明显不适，或有明显脱水的感觉，如有倦怠感、疲劳、站起时头晕眼花，甚至晕厥、意识不清、皮肤弹性差、皮肤黏膜干燥时，立刻通知医生采取对症处理。

（3）避免将人血白蛋白在运输及贮存过程中进行冻结。如果意外发现人血白蛋白发生冻结，请勿使用。

【呋塞米】

1. 作用

本品可治疗充血性心力衰竭、肾性水肿、肝硬化腹腔积液、血管障碍所引起的周围性水肿，并可促使上部尿道结石的排出；静脉给药（20~80 mg）可治疗肺水肿和脑水肿。用于药物中毒时可加速毒物的排泄。

2. 用法

口服吸收迅速，约30 min起效，1~2 h达高峰，持续6~8 h；静脉注射5~10 min起效，30 min达高峰，维持4~6 h，反复给药不易蓄积。

3. 不良反应

大剂量或长期使用时，会引起水、电解质紊乱。

4. 注意事项

其利尿作用强大迅速，不宜常规使用；无尿、严重肝肾功能损害、糖尿病、高尿酸血症，或有痛风病史、急性心肌梗死者应慎用。

第二节　抗血小板药、抗凝药

【替罗非班注射液】

1. 作用

本品为抗血小板药。本品与肝素联用，适用于不稳定型心绞痛或非Q波心肌梗死患者，可预防心脏缺血事件，同时也适用于冠脉缺血综合征患者进行冠脉血管成形术或冠脉内斑块切除术，以预防与治疗冠脉突然闭塞有关的心脏缺血并发症。

2. 用法

静脉给药或联合导管内给药。需要根据患者体重计算静脉推注剂量和滴注速度。先静脉内给予负荷剂量0.4 μg/（kg·min）持续30 min（总剂量不超过1 mg），后静脉泵入

0.1 μg/(kg·min)维持 24~72 h。

3. 不良反应

（1）常见：出血（肉眼血尿、便血、呕血、咯血、颅内出血、腹膜后出血、心包积血、肺泡出血、脊柱硬膜外血肿等），恶心，发热，头痛。

（2）不常见：严重血小板减少。

（3）罕见：致命性出血，严重的过敏反应。

4. 注意事项

（1）替罗非班注射液仅供静脉使用，须用无菌设备，且使用前必须稀释并摇匀。

（2）在使用前应肉眼检查替罗非班注射液有无颗粒及变色。

（3）必须注意避免长时间负荷输入替罗非班。使用过程中必须严格按照体重计算静脉推注剂量和滴注速率。

（4）替罗非班注射液可以与下列注射药物在同一条静脉输液管道中使用，主要有肝素、硫酸阿托品、多巴酚丁胺、多巴胺、盐酸肾上腺素、呋塞米、利多卡因、盐酸咪达唑仑、硫酸吗啡、硝酸甘油、氯化钾、盐酸普萘洛尔及法莫替丁。

（5）替罗非班注射液不能与地西泮在同一条静脉输液管道中使用。与溶栓药物联用的安全性尚未确定，联用须谨慎。

（6）在使用替罗非班治疗期间，应监测有无潜在的出血风险。当出血需要治疗时，应考虑停止使用替罗非班，也要考虑是否需要输血。

（7）在使用替罗非班治疗前、推注或负荷输注后 6 h 内以及治疗期间，应每天监测血小板计数、血红蛋白和红细胞比容。

【低分子量肝素钙注射液】

1. 作用

本品具有明显的抗 Xa 因子活性。药效学研究表明，低分子量肝素钙注射液对体内、外血栓及动脉血栓的形成有抑制作用，而对凝血和纤溶系统影响小。产生抗栓作用时，出血可能性较小。

2. 用法

2 次/d，皮下注射，间隔 12 h，每次注射剂量为 85 IU/kg。

3. 不良反应

注射部位瘀点、瘀斑；局部或全身过敏反应；血小板减少症。

4. 注意事项

使用时间不应超过 10 d，在整个治疗过程中，必须定时监测血小板计数。

【华法林】

1. 作用

本品适用于需长期持续抗凝的患者。①能防止血栓的形成及发展,用于治疗血栓栓塞性疾病;②治疗手术后或创伤后的静脉血栓形成,并可作心肌梗死的辅助用药;③对曾有血栓栓塞病患者及有术后血栓并发症危险者,可予预防性用药。

2. 用法

口服,成人常用量:避免冲击治疗,第1~3 d剂量为3~4 mg(年老体弱及糖尿病患者半量即可),3 d后可给维持量(可参考凝血时间调整剂量,使INR保持在2~3)。因本品起效缓慢,治疗初3 d由于血浆抗凝蛋白细胞被抑制,机体可能存在短暂高凝状态,如需立即产生抗凝作用,可同时应用肝素,待本品充分发挥抗凝作用后再停用肝素。

3. 不良反应

过量易致各种出血。早期表现有瘀斑、紫癜、牙龈出血、鼻衄、伤口出血经久不愈、月经量过多等。出血可发生在任何部位,特别是泌尿道和消化道。肠壁血肿可致亚急性肠梗阻,也可见硬膜下颅内血肿和穿刺部位血肿。大量口服可出现双侧乳房坏死、微血管病或溶血性贫血以及大范围皮肤坏疽,一次量过大者尤其危险。

4. 注意事项

(1)严格掌握适应证,在无凝血酶原测定的条件下,切不可滥用本品。

(2)个体差异较大,治疗期间应严密观察病情,并依据INR调整用量。

(3)若发生轻度出血,或凝血酶原时间已显著延长至正常的2.5倍以上,应立即减量或停药。严重出血可静脉注射维生素 K_1 10~20 mg,用以控制出血,必要时可输全血、血浆或凝血酶原复合物。

(4)由于本品系间接作用抗凝药,半衰期长,给药5~7 d后疗效才可稳定,因此,维持量足够与否务必观察5~7 d后方能定论。

第三节　血管扩张药

【丁苯酞氯化钠注射液】

1. 作用

本品可改善缺血区脑血流灌注,改善神经功能缺损程度,挽救半暗带脑细胞。适用于轻、中度急性缺血性脑卒中。

2.用法

静脉滴注，2 次/d，每次 100 mL(25 mg)，每次滴注时间不少于 50 min，两次用药时间间隔不少于 6 h，14 d 为 1 个疗程。

3.不良反应

主要为心率减慢、丙氨酸转氨酶升高，停药后恢复。

4.注意事项

聚氯乙烯(PVC)输液器对丁苯酞有明显的吸附作用，故输注此药时仅允许使用聚乙烯(PE)输液器。肝、肾功能受损者慎用；用药过程中需要注意肝功能变化；因本品尚未进行出血性脑卒中临床研究，故不推荐出血性脑卒中患者使用；有精神症状者慎用。

【尤瑞克林】

1.作用

本品有改善微循环作用，用于急性脑梗死等引起的缺血性疾病的治疗。

2.用法

应在起病 48 h 内开始用药。每次 0.15 PNA 单位，溶于 50 mL 或 100 mL 0.9%氯化钠注射液中，静脉滴注 30 min，1 次/d，3 周为 1 个疗程。

3.不良反应

主要为呕吐、颜面潮红和脸部发热、头疼、腹泻、结膜充血、心慌胸闷、注射部位红痒等症状。

4.注意事项

有药物过敏史或者过敏体质者慎用。有个别病例可能对丁苯酞反应特别敏感，发生血压急剧下降，故在应用本品时需密切观察血压。药物滴注速度不能过快，特别在开始注射的 15 min 内应缓慢，整个滴注时间应控制在 30 min 左右。如果患者在用药过程中出现血压明显下降，应立即停止给予本品，进行升压处理。本品与血管紧张素转化酶抑制剂类药物(如卡托普利、赖诺普利等)存在协同降压作用，应禁止联合使用。使用时需注意，本品溶解后应立即使用。

【银杏二萜内酯葡胺注射液】

1.作用

本品用于中风病中经络(轻、中度脑梗死)恢复期，痰瘀阻络证，症见半身不遂、口舌歪斜、言语謇涩、肢体麻木等。

2. 用法用量

缓慢静脉滴注。一次 1 支（25 mg），临用前将药物缓慢加入 0.9% 氯化钠注射液 250 mL 中稀释。用药期间请严格控制滴速，首次使用时滴速应控制为 10~15 滴/min，观察 30 min 无不适者，可逐渐加快滴注速度，但最大滴速不超过 30 滴/min，疗程为 14 d。

3. 不良反应

（1）部分患者用药后出现头晕、头昏、眼花、头痛、背痛、颈胀、小便量多、夜尿增多、疲倦思睡、睡眠增多、协调功能异常等。

（2）少数患者用药后出现寒战、发热、心慌、后枕部不适，唇甲轻度发绀、下肢抖动、腹泻等，出现上述症状应立即停药，并进行相应的处理。

（3）个别患者用药后出现面部红色点状皮疹等过敏反应。少数患者用药后出现 ALT、AST 升高。部分患者用药期间可出现血压波动，以血压降低为主。

4. 注意事项

（1）由于本品药液的 pH 为碱性，临床应用过程中必须使用 PVC 材质输液器，以防药液与输液器发生反应。

（2）用药前应仔细询问患者用药史和过敏史，过敏体质者慎用。

（3）药品稀释应该严格按照说明书的要求配制，不得随意改变稀释液的种类、稀释浓度和稀释溶液用量，不得使用葡萄糖类溶液稀释，配药后应坚持即配即用，不宜长时间放置。

（4）中药注射液应单独使用，禁止与其他注射药物混合滴注；本品尚无与其他药物联合使用的安全性和有效性信息，谨慎联合用药。

（5）严格掌握用法用量及疗程。需要严格控制滴注速度，每分钟不宜超过 30 滴。

【罂粟碱注射液】

1. 作用

罂粟碱为血管扩张药。用于治疗脑、心及外周血管痉挛所致的缺血。

2. 用法用量

用 0.9% 氯化钠注射液稀释后滴注，30 mg/次，90~120 mg/d，分 3~4 次给药。肌内注射或静脉滴注极量：一日量不超过 300 mg。

3. 不良反应

（1）肝功能：肝损害（可出现血液中嗜酸性细胞增多，丙氨酸转氨酶、碱性磷酸酶、天冬氨酸转氨酶及胆红素增高）。

（2）过敏：可引起注射部位皮肤发红、肿胀或疼痛，出现皮疹。

（3）循环系统：可出现心悸、心律不齐、血压升高等现象。

（4）中枢神经系统：可能出现头晕、困倦、四肢无力、头痛、呼吸抑制。

（5）胃肠道反应：恶心、便秘、口渴、食欲不振等。

4. 注意事项

需定期检查肝功能。有完全性房室传导阻滞者、震颤麻痹（帕金森病）者、对本品过敏者、出血性脑梗死者、脑梗死发病后 24 h 至两周内有脑水肿及颅内压增高者、血压下降或血压有下降趋势者禁用。

第四节　改善循环、护脑、营养神经药

【依达拉奉注射液】

1. 作用

本品用于改善急性缺血性脑卒中所致的神经症状、日常生活活动能力和功能障碍。

2. 用法

静脉滴注：成人 30 mg/次，30 min 内滴完，2 次/d，14 d 为 1 个疗程。尽可能在发病48 h 内用药。

3. 不良反应

急性肾衰竭、肝功能异常、黄疸、血小板减少和低钾血症。

4. 注意事项

轻中度肝肾功能损伤、心脏疾病、高龄患者慎用。重度肾衰竭患者禁用。

【长春西汀】

1. 作用

改善脑梗死后遗症、脑出血后遗症、脑动脉硬化症等诱发的各种症状。

2. 用法用量

静脉滴注：开始剂量 20 mg/d，以后可根据病情增加至 30 mg/d，加入至适量的 5% 葡萄糖注射液或 0.9% 氯化钠注射液中缓慢滴注（速度不能超过 80 滴/min）。

3. 不良反应

(1)过敏症：有时可出现皮疹，偶有荨麻疹、瘙痒等过敏症状，若出现此症状应停药。

(2)神经系统：有时可出现头痛、眩晕，偶尔出现困倦感，侧肢的麻木感、脱力感加重。

(3)消化道：有时可出现恶心、呕吐，也偶尔出现食欲不振、腹痛、腹泻等症状。

(4)循环器官：有时可出现颜面潮红、头昏等症状。

(5)血液：有时可出现白细胞减少。

(6)肝脏：有时可出现转氨酶升高，偶尔也出现碱性磷酸酶升高等。

(7)肾脏：偶尔可出现血尿素氮升高。

4. 注意事项

对本品过敏者禁用；颅内出血后尚未完全止血者禁用；严重缺血性心脏病及心律失常者禁用；长期使用注意血常规变化；不可静脉推注或肌内注射，不可与肝素同时使用。

【注射用血栓通（冻干）】

1. 作用

活血祛瘀，通脉活络。用于瘀血阻络，中风偏瘫，胸痹心痛及视网膜中央静脉阻塞症。

2. 用法用量

静脉滴注：250~500 mg/次，用5%/10%葡萄糖注射液或0.9%氯化钠注射液250~500 mL稀释。1次/d，或遵医嘱。

3. 注意事项

孕妇慎用；连续给药不得超过15 d，头面部发红、潮红，轻微头胀痛是常见反应；偶有轻微皮疹出现，尚可继续用药；若发生严重不良反应，应立即停药，并进行相应处理；禁用于脑出血急性期。

4. 禁忌

人参和三七过敏者禁用；对本品过敏者禁用；出血性疾病急性期禁用。

【注射用尼麦角林】

1. 作用

本品主要改善脑梗死后遗症引起的意欲低下和情感障碍，以及急性和慢性周围循环障碍。

2. 用法用量

静脉滴注：4~8 mg/次，用0.9%氯化钠注射液或5%葡萄糖注射液100 mL稀释后缓慢注射。

3. 不良反应

未见严重不良反应的报道。可有低血压、头晕、胃痛、潮热、面部潮红、嗜睡、失眠等。

4. 注意事项

有暂时的直立性低血压及眩晕发生，故注射后应让患者平卧数分钟。

【曲克芦丁脑蛋白水解物注射液】

1. 作用

本品用于治疗脑血栓、脑出血、脑痉挛等急慢性脑血管疾病，以及颅脑外伤等引起的脑功能障碍后遗症；还可用于闭塞性周围血管疾病、血栓性静脉炎、毛细血管出血以及血管通透性升高引起的水肿。

2. 用法用量

静脉滴注：10 mL/次，1 次/d，稀释于 0.9%氯化钠注射液或 5%葡萄糖注射液 250~500 mL 中使用。20 d 为 1 个疗程，可用 1~3 个疗程，每个疗程间隔 3~7 d。

3. 不良反应

偶可发生寒战、轻度发热等反应。个别病例可引起过敏性皮疹。调慢滴速或停药后症状可自行消失。

4. 注意事项

严重肾功能不全者禁用；癫痫持续状态或癫痫大发作患者禁用；本品不能与平衡氨基酸注射液在同一瓶中输注；同用抗抑郁药治疗可发生不良相互作用，导致不适当的精神紧张，此时建议减少抗抑郁药剂量。

【奥拉西坦注射液】

1. 作用

本品用于脑损伤及其引起的神经功能缺失、记忆与智能障碍等症的治疗。

2. 用法用量

静脉滴注，1 次/d。使用前溶入 5%葡萄糖注射液或 0.9%氯化钠注射液 100 mL/250 mL 中，摇匀后静脉滴注。

3. 不良反应

偶见皮肤瘙痒、恶心、精神兴奋、睡眠紊乱，停药后可自行恢复。

4. 注意事项

轻中度肾功能不全者慎用。患者出现精神兴奋和睡眠紊乱时应减量。

【单唾液酸四己糖神经节苷脂钠注射液】

1. 作用

本品用于治疗血管性或外伤性中枢神经系统损伤；帕金森病。

2. 用法

20~40 mg/d，遵医嘱一次或分次肌内注射或缓慢静脉滴注。在病变急性期，100 mg/d，静脉滴注，2~3 周后改成维持量，20~40 mg/d，一般 6 周。

3. 不良反应

(1) 皮肤及其附件损害：斑丘疹、红斑疹、急性荨麻疹、水疱疹、皮肤瘙痒等。
(2) 全身性损害：寒战、发热、乏力、面色苍白、水肿、过敏反应、过敏性休克等。
(3) 呼吸系统损害：胸闷、呼吸困难、咳嗽等。
(4) 神经系统损害及精神障碍：头晕、头痛、眩晕、局限性抽搐、局部麻木、精神障碍、吉兰-巴雷综合征等。
(5) 胃肠系统损害：恶心、呕吐、腹泻、腹痛、胃部不适等。
(6) 心血管系统损害：心悸、心动过速、发绀、潮红、血压升高、血压降低、静脉炎等。

4. 注意事项

吉兰-巴雷综合征患者禁用本品，自身免疫性疾病患者慎用本品。使用本品可能出现寒战、发热症状，并可能伴有皮疹、呼吸困难、心悸、呕吐等。输液过程中应尽量减慢滴速，注意对患者进行监护，出现上述症状应立即停药并救治。

第五节　护胃止呕药

【盐酸甲氧氯普胺注射液(胃复安)】

1. 作用

本品可镇吐。

2. 用法

肌内或静脉注射。成人，10~20 mg/次，一日剂量不超过 0.5 mg/kg。

3.不良反应

(1)较常见的不良反应：昏睡、烦躁不安、疲怠无力。

(2)少见的反应有：乳腺肿痛、恶心、便秘、皮疹、腹泻、睡眠障碍、眩晕、严重口渴、头痛、容易激动。

(3)用药期间出现乳汁增多，为催乳素刺激所致。

(4)注射给药可引起直立性低血压。

4.注意事项

静脉注射时须慢，1~2 min 注完，快速给药可出现躁动不安，随即进入昏睡状态。本品如必须与西咪替丁合用时，间隔时间至少 1 h。若本品遇光变黄色后，毒性增高。

【注射用泮托拉唑钠】

1.作用

本品适用于十二指肠溃疡、胃溃疡、急性胃黏膜病变，以及复合性胃溃疡和急性上消化道出血。

2.用法用量

(1)静脉滴注：40~80 mg/次，1~2 次/d，临用前将 0.9%氯化钠注射液 10 mL 注入冻干粉小瓶内，将溶解后的药液加入 0.9%氯化钠注射液 100~250 mL 中稀释后静脉滴注。要求 15~60 min 内滴完。

(2)本品溶解和稀释后必须在 4 h 内用完，禁止用其他溶剂或其他药物溶解和稀释。

3.不良反应

偶见头晕、失眠、嗜睡、恶心、腹泻、便秘、皮疹、肌肉疼痛等症状。大剂量使用时可出现心律不齐、转氨酶升高、肾功能改变、粒细胞降低等。

4.注意事项

(1)本品抑制胃酸分泌的作用强、时间长，故应用本品时不宜同时服用其他抗酸剂或抑酸剂。

(2)肾功能受损者不须调整剂量；肝功能受损者需要酌情减量。

(3)治疗溃疡时应排除胃癌后才能使用本品，以免延误诊断和治疗。

【盐酸昂丹司琼注射液】

1.作用

本品适用于由细胞毒性药物化疗和放射治疗引起的恶心、呕吐，以及预防和治疗手术后的恶心、呕吐。

2. 用法

可通过静脉滴注和肌内注射给药，给药剂量和途径视呕吐严重程度而定。成人剂量一般为 8 mg/d。

3. 不良反应

（1）可有头痛、腹部不适、便秘、口干、皮疹，偶见支气管哮喘或过敏反应、短暂性无症状转氨酶升高。上述反应较轻微，无须特殊处理。

（2）偶见运动失调、癫痫发作、胸痛、心律不齐、低血压及心动过缓等。

4. 注意事项

肾功能受损者不须调整剂量；肝功能受损者慎用，用药剂量不应超过 8 mg/d。

第六节　抗病毒药

【阿昔洛韦】

1. 作用

（1）单纯疱疹病毒感染：用于免疫缺陷者初发和复发性黏膜皮肤感染的治疗，以及反复发作病例的预防；也用于单纯疱疹性脑炎的治疗。

（2）带状疱疹：用于免疫缺陷者严重带状疱疹或免疫功能正常者弥散性带状疱疹的治疗。

（3）免疫缺陷者水痘的治疗。

2. 用法用量

静脉滴注，一次滴注时间在 1 h 以上，避免快速滴注或静脉推注，一日最高剂量按体重 30 mg/kg，分 3 次静脉滴注，每 8 h 一次。

3. 不良反应

（1）常见的不良反应：注射部位的炎症或静脉炎、皮肤瘙痒、皮疹、发热、轻度头痛、恶心、呕吐、腹泻、蛋白尿、血液尿素氮和血清肌酐值升高、肝功能异常等。

（2）少见的不良反应：急性肾功能不全、白细胞和红细胞下降、血红蛋白减少、中性粒细胞减少、血小板减少性紫癜、胆固醇或甘油三酯升高、血尿、低血压、多汗、心悸、呼吸困难、胸闷。

4. 注意事项

对更昔洛韦过敏者也可能对本品过敏。以下情况需考虑用药利弊：脱水或已有肾功能不全者，应减少本品剂量；严重肝功能不全者、对本品不能承受者、精神异常或以往对细胞毒性药物出现精神反应者，静脉用本品易产生精神症状，需慎用；严重免疫功能缺陷者长期或多次应用本品治疗后可能引起单纯疱疹病毒和带状疱疹病毒对本品耐药；静脉用药可能引起肾毒性，用药前或用药期间应检查肾功能。

【更昔洛韦】

1. 作用

本品可预防及治疗免疫功能缺陷患者的巨细胞病毒感染，如艾滋病患者、接受化疗的肿瘤患者、使用免疫抑制剂的器官移植患者等。

2. 用法用量

静脉滴注，一次静脉滴注 1 h 以上。

诱导期：按体重一次 5 mg/kg，每 12 h 使用 1 次，疗程为 14~21 d，一次最大剂量为 6 mg/kg。

维持期：按体重一次 5 mg/kg，1 次/d。

预防用药：一次 5 mg/kg，每 12 h 使用 1 次，连续 7~14 d；继以 5 mg/kg，1 次/d，共 7 d。

3. 不良反应

(1) 常见的不良反应为骨髓抑制，艾滋病患者长期维持用药后约 40% 的患者中性粒细胞数减少至 1000/mm³ 或以下，约 20% 的患者血小板计数减少至 50000/mm³ 或以下，此外可有贫血。

(2) 中枢神经系统症状如精神异常、紧张、震颤等的发生率约为 5%，偶有昏迷、抽搐等。

(3) 可出现皮疹、瘙痒、药物热、头痛、头昏、呼吸困难、恶心、呕吐、腹痛、食欲减退、肝功能异常、消化道出血、心律失常、血压升高或降低、血尿素氮增加、脱发、血糖降低、水肿、周身不适、肌酐增加、嗜酸性粒细胞增多症、注射局部疼痛、静脉炎等；有巨细胞病毒感染性视网膜炎的艾滋病患者可出现视网膜剥离。

4. 注意事项

对阿昔洛韦过敏者也可能对本品过敏；本品配制需充分溶解，浓度不能超过 10 mg/mL；本品可引起中性粒细胞减少、血小板减少、骨髓抑制，并易引起出血和感染，用药期间注意口腔卫生，需经常检查血常规；还可出现中枢神经系统症状及皮疹、皮肤瘙痒、头痛、头昏、恶心、呕吐等。

第七节　抗菌药

【注射用哌拉西林钠他唑巴坦钠】

1. 作用

本品可治疗敏感细菌所致的全身和局部细菌感染。

2. 用法

将本品用 20 mL 稀释液(0.9%氯化钠注射液或灭菌注射用水)充分溶解后, 立即加入 100 mL0.9%氯化钠注射液或5%葡萄糖注射液中静脉滴注, 每次至少 30 min, 疗程为7~10 d。

3. 不良反应

(1)皮肤反应：如皮疹、瘙痒等。
(2)消化道反应：如腹泻、恶心、呕吐等。
(3)过敏反应。
(4)局部反应：如注射局部刺激反应、疼痛、静脉炎、血栓性静脉炎和水肿等。
(5)其他反应：如血小板减少、胰腺炎、发热、发热伴嗜酸性粒细胞增多、血清氨基转移酶升高等。这些反应发生在本品与氨基糖苷类药物联合治疗时。

4. 注意事项

(1)用药前须做青霉素皮肤试验, 阳性者禁用。
(2)交叉过敏反应：对头孢菌素类、灰黄霉素或青霉胺过敏者, 对本品也可过敏。
(3)有过敏史、出血史、溃疡性结肠炎、局限性肠炎或抗生素相关肠炎者皆应慎用; 肾功能减退者应适当减量。
(4)本品含钠, 需要控制盐摄入量的患者使用本品时, 应定期检查血清电解质水平; 对同时接受细胞毒性药物或利尿药治疗的患者, 要警惕发生低钾血症的可能。

【注射用头孢曲松钠舒巴坦钠】

1. 作用

本品仅用于治疗对头孢曲松单药耐药, 以及对本复方敏感的产 β-内酰胺酶细菌引起的中、重度感染。

2. 用法

静脉滴注给药。用灭菌注射用水或 0.9%氯化钠注射液溶解本品后, 立即加入 100 mL

0.9%氯化钠注射液或 5% 葡萄糖注射液中静脉滴注，滴注时间为 30 min 以上。

3. 不良反应

（1）胃肠道反应：可引起胃肠不适、稀便或腹泻、恶心、呕吐等。

（2）皮肤反应：可引起过敏反应，表现为皮疹、过敏性皮炎、瘙痒、荨麻疹、水肿、多形性红斑等。

（3）血液学检查异常：长期或大剂量使用可引起可逆性嗜酸性粒细胞增多、中性粒细胞减少、溶血性贫血、血小板减少、凝血酶原活力降低、凝血酶原时间延长等血液学指标异常，可见于个别病例。

（4）其他不良反应：偶有头痛、眩晕、麻木、呼吸困难、面部潮红、药物热、静脉炎等。

4. 注意事项

对青霉素类、头孢菌素类及 β-内酰胺抑制剂药物过敏的患者禁用本品。本品的保存温度为 20 ℃ 以下。配成溶液后必须及时使用，不宜久置。本品的配伍禁忌药物较多，建议单独给药。

【美罗培南】

1. 作用

美罗培南为 β-内酰胺类抗生素。用于单一或多种对美罗培南敏感的细菌引起的感染。

2. 用法

给药剂量和时间间隔应根据感染类型、严重程度及个人的具体情况而定。
推荐日剂量如下。

（1）肺炎、尿路感染、妇科感染（如子宫内膜炎）、皮肤或软组织感染：每 8 h 给药一次，500 mg/次，静脉滴注。

（2）院内获得性肺炎、腹膜炎、中性粒细胞减少患者的合并感染、败血症：每 8 h 给药一次，1 g/次，静脉滴注。

（3）脑膜炎：推荐每 8 h 给药一次，2 g/次，静脉滴注。

3. 不良反应

主要有荨麻疹、发热、红斑、瘙痒、发红或者过敏性休克等。

4. 注意事项

（1）对碳青霉烯类抗生素、青霉素类或其他 β-内酰胺类抗生素过敏者慎用。

（2）对肝功能不全患者不必要进行剂量调整，应认真监测患者的肝功能。

（3）本品不推荐用于耐甲氧西林葡萄球菌引起的感染。

（4）在抗生素的使用过程中，可能导致从轻微到危及生命的伪膜性结肠炎。

（5）治疗绿脓杆菌等假单胞菌感染时，应常规进行药物敏感试验。

（6）本品可通过血液透析清除，若病情需要持续使用本品，建议在血透后根据病情再给予全量，以达到有效的血药浓度。

（7）不应冰冻本品，使用前摇晃均匀；本品配制后应一次用完。

（8）本品与齐多夫定、昂丹司琼、多种维生素、多西环素、地西泮、葡萄糖酸钙和阿昔洛韦等药有配伍禁忌。

【注射用两性霉素 B】

1. 作用

本品适用于敏感真菌所致的深部真菌感染且病情呈进行性发展者，如隐球菌性脑膜炎、心内膜炎、肺部感染等。

2. 用法

静脉用药：开始静脉滴注时先试以 1~5 mg 或按体重一次 0.02~0.1 mg/kg 给药，以后根据患者耐受情况每日或隔日增加 5 mg，当增至一次 0.6~0.7 mg/kg 时即可暂停增加剂量，此为一般治疗量。成人最高每日剂量不超过 1 mg/kg，每日或隔 1~2 日给药 1 次，累积总量 1.5~3.0 g，疗程为 1~3 个月，也可延长至 6 个月，视病情及疾病种类而定。静脉滴注或鞘内给药时，均先以灭菌注射用水 10 mL 配制本品 50 mg，或 5 mL 配制 25 mg；然后用 5% 葡萄糖注射液稀释(不可用氯化钠注射液，可产生沉淀)，滴注液的药物浓度不超过 10 mg/100 mL；避光缓慢静脉滴注，每次滴注时间需 6 h 以上，稀释用葡萄糖注射液的 pH 应在 4.2 以上。

3. 不良反应

（1）静脉滴注过程中或静脉滴注后可发生寒战、高热、严重头痛、食欲不振、恶心、呕吐，有时可出现血压下降、眩晕等。

（2）几乎所有患者在疗程中均可出现不同程度的肾功能损害，尿中可出现红细胞、白细胞、蛋白和管型，血尿素氮和肌酐增高，肌酐清除率降低，也可引起肾小管性酸中毒。

（3）低钾血症：为尿中排出大量钾离子所致。

（4）血液系统毒性反应：包括正常红细胞性贫血，偶可有白细胞或血小板减少。

（5）心血管系统反应：如静脉滴注过快时可引起心室颤动或心搏骤停。本品静脉滴注时易发生血栓性静脉炎。

（6）神经系统毒性反应：鞘内注射本品可引起严重头痛、发热、呕吐、颈项强直、下肢疼痛及尿潴留等，严重者可发生下肢截瘫等。

4. 注意事项

（1）本品毒性大，不良反应多见，但它又是治疗危重深部真菌感染的唯一有效药物，选用本品时必须权衡利弊后作出决定。

(2)肝肾损害者应慎用。

(3)治疗期间定期严密监测血常规、尿常规、肝肾功能、血钾、心电图等。

(4)为减少本品的不良反应,给药前可给解热镇痛药和抗组胺药,如吲哚美辛和异丙嗪等,同时给予琥珀酸氢化可的松 25~50 mg 或地塞米松 2~5 mg 一同静脉滴注。

(5)本品治疗如中断 7 d 以上者,需重新自小剂量(0.25 mg/kg)开始逐渐增加至所需量。

(6)本品宜缓慢避光滴注,每次滴注时间至少 6 h。

(7)因本品可致局部刺激,药液静脉滴注时应避免外漏。

(8)孕妇及哺乳期妇女用药:本品用于治疗患全身性真菌感染的孕妇,对胎儿无明显影响。

第八节 激素

【甲泼尼龙琥珀酸钠(甲强龙)】

1. 作用

本品是一种合成的糖皮质激素,具有很强的抗炎、免疫抑制及抗过敏活性,可用于免疫抑制、休克、内分泌失调、抗炎及其他方面的治疗。

2. 用法用量

静脉给药。

(1)危重病症的辅助药物:推荐剂量为一次 15~30 mg/kg,静脉注射至少 30 min,根据临床需要,可于 48 h 内每隔 4~6 h 重复 1 次。

(2)急性脊髓损伤:初始剂量 30 mg/kg(静脉注射 15 min),应在损伤后 8 h 内开始给药。大剂量注射后暂停 45 min,随后 5.4 mg/(kg·h)持续静脉滴注 23 h。

(3)抑制免疫:800~1000 mg/d,加入 5% 葡萄糖注射液 250~500 mL 中,4 h 滴完,3 d 为 1 个疗程,3~4 周后可重复。

(4)器官移植:40~80 mg/次,每日 1 次或数次。

(5)系统性红斑狼疮:1000 mg/d,连用 3 d。

3. 不良反应

可能会观察到全身性副反应,如体液潴留、骨质疏松、消化道溃疡等。

4. 注意事项

(1)本品为皮质类固醇,可能会增加感染的易感性,也可能会掩盖感染的一些症状,而且在使用过程中可能会出现新的感染。

（2）使用本品可能会减弱抵抗力而无法使感染局限化。

（3）使用本品时可能会对血液和淋巴系统、免疫系统、内分泌、代谢和营养、神经系统、眼部、心脏、血管、胃肠道、肝胆、肌肉骨骼、泌尿系统以及对驾驶和使用机器能力等造成一定的影响，因此使用本品时应慎重。

第九节　抗癫痫药

【地西泮注射液】

1. 作用

本品为苯二氮䓬类抗焦虑药，随用药剂量的增大而具有抗焦虑、镇静、催眠、抗惊厥、抗癫痫及中枢性肌肉松弛作用。

2. 用法

控制癫痫持续状态发作，初始治疗首选静脉注射 10 mg 地西泮，2~5 mg/min，10~20 min 内可酌情重复一次。

3. 不良反应

（1）常见嗜睡、乏力、头昏、影响技巧性操作和驾驶安全；个别患者发生兴奋、多语、睡眠障碍甚至幻觉。

（2）大剂量偶有共济失调。

（3）注射过快可抑制呼吸功能和循环系统功能。

（4）偶见过敏反应，如皮疹、白细胞减少等。

（5）数周或数月用药可产生依赖性，突然停药可发生戒断症状，如失眠、兴奋、焦虑、震颤、惊厥。

4. 注意事项

（1）对苯二氮䓬类药物过敏者，可能对本药过敏，请慎用。

（2）肝、肾功能损害者能延长本药清除半衰期，应遵医嘱调整剂量。

（3）癫痫患者突然停药可引起癫痫持续状态。

（4）严重的精神抑郁可使病情加重，甚至产生自杀倾向，应采取预防措施。

（5）为避免长期大量使用而成瘾，如长期使用应逐渐减量，不宜骤停。

（6）对本类药耐受量小的患者初用量宜小。

【丙戊酸钠注射液】

1. 作用

本品属于抗癫痫药。抗癫痫的作用机制尚未阐明，可能与脑内抑制性神经递质 γ 氨基丁酸(GABA)的浓度升高有关。一般 GABA 的升高是通过代谢的降低或重吸收来达到。

2. 用法

需迅速达到有效血药浓度并维持时：以 15 mg/kg 的剂量缓慢静脉注射，注射时间至少为 5 min；随后以 1 mg/(kg·h)的速度静脉滴注，使血药浓度达 75 mg/L，此后根据临床情况调整滴注速度。

3. 不良反应

常见有消化道紊乱(恶心、胃痛)，多出现在治疗开始时，但是不需停止治疗，症状通常可在数天内消失。极个别报道有严重肝损害甚至死亡。患者也可出现嗜睡或木僵，甚至一过性昏迷(脑病)。

4. 注意事项

(1)饮酒可加重丙戊酸钠的镇静作用，故在用药期间请勿饮酒。

(2)丙戊酸钠发生不良反应往往与血药浓度过高有关，在使用过程中，最好进行血药浓度监测。

(3)停用丙戊酸钠时，应逐渐减量以防癫痫再次发作。如果用丙戊酸钠取代其他抗癫痫药物时，也应逐渐增加用量，同时被取代药应逐渐减少用量。

(4)丙戊酸钠可能引起免疫异常，如果存在系统性红斑狼疮，请慎用。

(5)需要按照医生处方的剂量使用丙戊酸钠，增药、减药必须经过医生评估，并在医生指导下逐渐增、减量。

【加巴喷丁胶囊】

1. 作用

本品适用于难治的不完全性癫痫以及神经性疼痛疾病。

2. 用法用量

口服。神经痛与癫痫治疗基本相似，第一日 0.3 g，1 次/d，第二日 0.3 g，2 次/d，再至 3 次/d。

3. 不良反应

主要是眩晕、疲劳、嗜睡、头痛、恶心、呕吐，以及周围性水肿、共济失调、眼球震颤、感觉异常及厌食。

4.注意事项

使用本品可降低反应速度，急性胰腺炎的患者禁服。

第十节 抗震颤麻痹药

【多巴丝肼片】

1.作用

左旋多巴可穿过血脑屏障进入中枢，作为多巴胺的直接代谢前驱物，达到替代疗法的目的；本药为目前治疗 PD 的最基本、最有效的药物。

2.用法

自小剂量起始服用(如 1/2 片，3 次/d)，根据症状控制情况，缓慢增加其剂量和服药次数，最大剂量不应超过 250 mg，3~4 次/d。

3.不良反应

极个别报道有溶血性贫血、一过性白细胞减少和血小板减少；患者可能出现激动、焦虑、失眠、幻觉、妄想和短暂性定向力障碍，尤其在老年患者和有类似病史的患者中出现。在治疗后期，可能出现异动症、冻结发作、剂末恶化、"开-关"现象和嗜睡等，还可引起直立性低血压、胃肠道不良反应，如恶心、呕吐及腹泻等。

4.注意事项

(1)25 岁以下患者不宜服用。

(2)患有胃、十二指肠溃疡或骨软化症的患者服用此药时应严密观察。建议至少餐前 1 h 或餐后 1.5 h 服药，以达到最佳药效。

(3)含蛋白质成分的食物(牛奶、肉类、豆腐等)对药效有一定的影响，所以需要与上述食物间隔较长时间服用。

(4)长期服用时，应定期检查血常规以及肝、肾功能。

(5)不可骤然停药，骤然停药可能会导致危及生命的类抗精神病药恶性综合征反应。

【盐酸普拉克索(森福罗)】

1.作用

本品通过兴奋纹状体的多巴胺受体减轻帕金森病患者的运动障碍。本品适用于帕金森病的单独治疗或与左旋多巴联合治疗，亦适用于不宁腿综合征。

2. 用法

起始剂量：0.125 mg，口服，3 次/d，逐渐增至合适量。常用剂量：0.5 mg，3 次/d，一般不超过 1.5 mg，3 次/d。

3. 不良反应

与其他多巴胺受体激动剂不良反应相似，可有恶心、头晕、嗜睡和失眠；有幻觉、运动障碍、口干、食欲增加、便秘等。治疗初期，常见直立性低血压。

4. 注意事项

肾功能不全者慎用。可引起"睡眠发作"，因此开车和机械操作者应特别注意。

【恩他卡朋】

1. 作用

本品属于 COMT 抑制剂，与左旋多巴同时服用能增加其血药浓度和稳定性，使纹状体的多巴胺受体获得连续多巴胺能刺激，能显著减少运动并发症。

2. 用法

100~200 mg/次，当服用次数少于或与复方左旋多巴次数相同时，需与复方左旋多巴同服，单用无效。可和食物同时或不同时服用。

3. 不良反应

可有胃肠道症状，如腹泻、腹痛、恶心、呕吐等，可出现口干、运动障碍，还可使尿液变成红棕色，但这种现象无害。

4. 注意事项

此药作为左旋多巴治疗的辅助治疗，与多巴丝肼片或左旋多巴控释片一起服用。

【盐酸苯海索】

1. 作用

本品选择性阻断纹状体的胆碱能神经通路，而对外周作用较小，从而有利于恢复帕金森病患者脑内多巴胺和乙酰胆碱的平衡，改善患者的症状。

2. 用法

开始每日 1~2 mg(0.5~1 片)，以后每 3~5 日增加 2 mg（1 片），一般每日不超过

10 mg(5 片)，分 3~4 次服用，需长期服用。极量为每日 20 mg(10 片)。老年患者应酌情减量。

3. 不良反应

常见有口干、视物模糊等，偶见心动过速、恶心、呕吐、尿潴留、便秘等。长期应用可出现抑郁、嗜睡、记忆力下降、幻觉、意识混浊等。

4. 注意事项

不可立即停药，需缓慢减量，以免症状恶化。

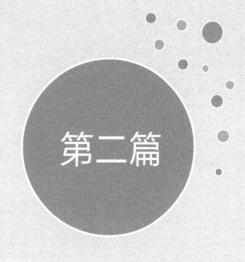

第二篇

专科技能篇

第六章

神经内科专科护理操作技术

一、留置针静脉输液

1. 操作目的

(1)建立外周静脉输液通道,补充水、电解质,预防及纠正水、电解质和酸碱失衡。

(2)增加循环血量,供给营养物质。

(3)保护静脉,避免反复穿刺造成痛苦及血管损伤,保持输注通畅,利于抢救和治疗。适用于长期输液、静脉穿刺较为困难者。

2. 注意事项

(1)严格执行查对制度及无菌操作技术,预防差错、感染事件的发生。

(2)选择适合型号的留置针,在满足治疗和患者需要的前提下,选择管径最小的外周静脉留置针。

(3)合理选择留置部位,除必要外,避免使用下肢静脉。

(4)静脉留置针一般推荐保留 72~96 h,最好不要超过 7 d。严密观察有无静脉炎、渗液、渗血、神经损伤等并发症的发生。

3. 评分标准

见表 6-1。

表 6-1　留置针静脉输液评分标准

项目	内容及评分标准	分值/分	扣分/分
评估(10分)	核对医嘱(输液卡与医嘱核对)(4分)	4	
	环境评估:宽敞清洁,减少人员走动,光线充足(2分)	2	
	用物评估:核对药物、物品齐全、摆放有序、在有效期内(2分,少一项扣0.5分)	2	
	自身评估:着装整洁,仪表端庄,符合操作要求;洗手,戴口罩(2分)	2	

续表 6-1

项目	内容及评分标准	分值/分	扣分/分
实施（70分）	（计时开始）再次核对输液卡，检查液体质量，输液瓶上标示床号、姓名、药名等，签名；另一人核对、签名（5分）	5	
	消毒瓶塞，关闭输液器开关，打开输液器外包装，插输液器（2分）	2	
	再次核对无误后放入治疗盘（2分）	2	
	携用物至床旁，核对患者信息（3分）	3	
	评估病情及血管，告知有关事项及留置针输液的目的和意义，取得合作（3分）	3	
	环境清洁，光线充足，备输液架（2分）	2	
	再次核对药物，挂输液瓶，固定排气管（2分）	2	
	备胶布，打开留置针及敷贴外包装，写上日期、时间、操作者工号（2分）	2	
	戴手套，垫小枕和压脉带，络合碘消毒皮肤两遍，面积为 8 cm×8 cm，待干（4分）	4	
	在穿刺点上 10 cm 处扎压脉带（不超过 2 min）（2分）	2	
	连接输液器与留置针，排气（排气未一次成功扣4分）（4分）	4	
	穿刺（12分）： 1. 左右松动留置针针芯，右手拇指及食指持针翼及抵住针座，绷紧皮肤，嘱患者握拳，在消毒范围的 1/2～1/3 处，以 15°～30°（口述）刺入静脉 2. 见回血后降低到 5°～10° 再进针 2 mm，将针芯后撤 2～3 mm（口述） 3. 持导管针座及针翼，将导管与针芯一起全部送入血管 4. 松开压脉带，嘱患者松拳，打开输液调节器，确认液体流入通畅后，拔出全部针芯，直至安全保护装置脱落，丢弃在锐器盒中	12	
	固定（10分）： 1. 观察滴注是否通畅，以穿刺点为中心用无菌透明敷贴无张力固定 2. 延长管 U 形固定，输液接头要高于导管尖端水平，且与血管平行 3. 敷贴要将隔离塞完全覆盖，胶带辅助固定隔离塞 4. Y 形接口朝外	10	
	脱手套，洗手，取口罩，调节输液速度（4分）	4	
	再次核对、签名，写上时间、滴速，挂输液卡（3分）	3	
	协助患者取舒适体位，整理床单位（3分）	3	
	健康宣教，讲述留置针输液的注意事项（5分）	5	
	用物及垃圾分类处理（计时结束）（2分） 注：操作时间为 16 min，超时则立即终止操作	2	

续表 6-1

项目	内容及评分标准	分值/分	扣分/分
评价 (20分)	操作流程熟练,动作流畅(3分)	3	
	遵守无菌操作原则(污染一次扣3分,2次扣6分,3次及以上为不及格)(3分)	3	
	操作方法正确,穿刺成功(未成功扣3分)(8分)	8	
	操作中及时观察病情变化及患者反应(2分)	2	
	与患者有效沟通,宣教到位(2分)	2	
	体现人文关怀(2分)	2	
总分	精确到小数点后一位,最小分值为0.5分	100	

二、氧气雾化吸入

1. 操作目的

(1)改善通气,解除支气管痉挛,保持呼吸道通畅。
(2)湿化气道,常用于痰液黏稠、呼吸道湿化不足、气管切开术后。
(3)控制感染、减轻炎症、祛痰,减轻呼吸道黏膜水肿。常用于肺炎、咽喉炎、支气管扩张等。

2. 注意事项

(1)氧气雾化吸入应正确使用供氧装置,注意用氧安全。
(2)观察及协助排痰,若痰液仍未排出,可予拍背、吸痰等操作协助排痰。
(3)如患者有吸氧,雾化吸入后及时调回吸氧装置,调节氧流量。

3. 评分标准

见表6-2。

表 6-2 氧气雾化吸入评分标准

项目	内容及评分标准	分值/分	扣分/分
评估 (16分)	打印执行单(1分),签名(1分),请人核对(2分)	4	
	环境评估:宽敞清洁,减少人员走动,光线充足(4分)	4	
	用物评估:核对药物、物品齐全、摆放有序、在有效期内(4分,少一项扣0.5分)	4	
	自身评估:着装整洁,仪表端庄,符合操作要求(2分);洗手,戴口罩(2分)	4	

续表 6-2

项目	内容及评分标准	分值/分	扣分/分
实施（64分）	核对药物：核对药物(2分)，再次检查液体和药物质量(2分)（核对错误，此项不得分）	4	
	配药：根据医嘱配制药物(2分)，填写并贴好标签(1分)，执行单上配药者签名，请人核对、签名(3分)	6	
	评估患者：携用物至床旁，核对患者信息，告知有关事项，取得合作(4分)。①全身评估：评估患者病情、年龄、意识、治疗情况、用药史、过敏史、配合度(2分)。②局部评估：双肺呼吸音、面部皮肤及口腔黏膜有无感染、溃疡(2分)	8	
	体位：协助患者取舒适体位，以坐位或半卧位为宜(2分)	2	
	检查连接：检查氧源及雾化器是否完好，连接氧气装置，检查有无漏气(4分)	4	
	加药：再次核对药液(2分)；将药液注入雾化器药杯内，药液总量控制在 5 mL 以内或注入雾化液总量不超过杯身标明最大刻度(2分)	4	
	连接：连接雾化器与氧气装置(3分)	3	
	调节：调节合适氧流量（一般为 6~8 L/min）(4分)	4	
	再次核对：核对患者信息及药物(4分)	4	
	雾化：指导清醒患者手持雾化器将口含嘴放入口中，紧闭口唇，用嘴吸气，鼻呼气，如此反复，直至药物雾化完为止；有意识障碍、不能配合的患者可使用带面罩的雾化器；上呼吸机患者可使用有人工气道接口的雾化器(7分)	7	
	再次核对：再次核对(2分)，洗手(1分)，记录(1分)	4	
	雾化结束：取下雾化器，关闭氧气开关(3分)；协助患者擦干面部，漱口(1分)；观察患者病情变化及排痰情况(1分)	5	
	宣教：健康宣教(3分)，取舒适体位(1分)，整理床单位(1分)	5	
	用物处置：用物及垃圾分类处理，洗手(2分)	2	
	记录：记录雾化开始及结束时间，患者反应及效果(2分)	2	

续表 6-2

项目	内容及评分标准	分值/分	扣分/分
评价 (20分)	无菌观念：未戴口罩，违反无菌操作不得分(4分)	4	
	人文关怀：操作前告知目的(1分)；操作中询问感受并观察病情(1分)；操作后及时巡视及观察雾化后反应(1分)；关注隐私保护及安全保护(1分)	4	
	熟练度：氧流量调节正确(4分)，患者紧闭口唇，指导患者用嘴吸气，用鼻呼气(4分)	8	
	健康教育：有效沟通，有针对性，健康教育涉及操作、药物、疾病等相关内容(2分)	2	
	专业素养：操作者的精神面貌、自信心、协调性、整体状态等方面综合评估(2分)	2	
	查对执行：凡涉及患者信息查对错误，操作终止(实施床旁操作时)		
总分	精确到小数点后一位，最小分值为0.5分	100	

三、输液泵的使用

1. 操作目的

准确控制输液速度，将药物精准、均匀、持续地输入患者体内。

2. 注意事项

(1)严格执行查对制度，根据医嘱准确给药，做到"五个准确"：将准确的药物、用准确的途径、按准确的剂量、在准确的时间内给予准确的患者，安全正确用药。

(2)使用专用的微量泵输液器，保证输液速度的准确性。

(3)密切观察用药反应。根据治疗需要及时准确调整药物输注速度，动态评价药物疗效和不良反应，及时调节与记录。

3. 评分标准

见表6-3。

表6-3 输液泵的使用评分标准

项目	内容及评分标准	分值/分	扣分/分
评估 (16分)	打印执行单(1分)，签名(1分)，请人核对(2分)	4	
	环境评估：宽敞清洁，减少人员走动，光线充足(4分)	4	
	用物评估：核对药物、物品齐全、摆放有序、在有效期内(4分，少一项扣0.5分)	4	
	自身评估：着装整洁，仪表端庄，符合操作要求(2分)；洗手，戴口罩(2分)	4	

续表 6-3

项目	内容及评分标准	分值/分	扣分/分
实施 (64分)	核对药物：核对药物(2分)，再次检查液体和药物质量(2分)(核对错误，此项不得分)	4	
	配药：消毒瓶塞，根据医嘱配制药物(2分)，填写并贴好标签(1分)，执行单上配药者签名，再次请人核对、签名(3分)，插输液器(2分)	8	
	评估患者：携用物至床旁，核对患者信息，告知有关事项，取得合作(4分)。①全身评估：评估患者病情、年龄、意识、用药史、过敏史、配合度(2分)。②局部评估：评估穿刺部位皮肤、血管、肢体活动度，告知有关事项，取得合作(2分)	8	
	固定排气：固定输液泵，打开开关，再次核对药物(1分)，挂输液瓶(1分)，排气(2分)，固定输液管于输液槽中，备胶布(1分)，戴手套(1分)	6	
	设定速率：根据医嘱设定速率及输液量(设置错误不得分)(3分)	3	
	消毒：垫小枕(1分)，扎压脉带(1分)，选择穿刺部位(2分)，松压脉带(1分)，消毒皮肤两遍(2分)，待干(1分)	8	
	穿刺：再次核对(1分)，扎压脉带(1分)，嘱患者握拳(1分)，再次排气(2分)，穿刺(3分)。"三松"：嘱患者松拳(1分)，松压脉带(1分)，按压"开始/停止"键，启动输液(1分)	11	
	固定：观察滴注是否通畅(1分)，固定(1分)，取回压脉带和小枕(1分)	3	
	核对记录：再次核对(1分)、记录(1分)，脱手套(1分)，洗手(1分)	4	
	宣教：健康宣教(3分)，取舒适体位(1分)，整理床单位(1分)	5	
	停止输液：再次按压"开始/停止"键，停止输液(1分)，按压"开关"键，取出泵管(1分)	2	
	用物处置：用物及垃圾分类处理，洗手(2分)	2	

续表6-3

项目	内容及评分标准	分值/分	扣分/分
评价(20分)	无菌观念：未戴口罩、穿刺未消毒、反复跨越无菌区、无菌物品污染后直接使用，违反任意一项不得分(4分)	4	
	人文关怀：操作前告知目的(1分)；操作中询问感受并观察病情(1分)；操作后及时巡视及观察用药后反应(1分)；关注隐私保护及安全保护(1分)	4	
	熟练度：熟练设定滴速及输液量，排气一次成功(2分)，穿刺一针见血(3分)，时间≤12 min(3分，超过1 min扣1分，扣完为止)	8	
	健康教育：有效沟通，有针对性，健康教育涉及操作、药物、疾病等相关内容(2分)	2	
	专业素养：操作者的精神面貌、自信心、协调性、整体状态等方面综合评估(2分)	2	
	查对执行：凡涉及患者信息查对错误，操作终止(实施床旁操作时)		
总分	精确到小数点后一位，最小分值为0.5分	100	

四、动脉血标本采集

1. 操作目的

(1)采集动脉血进行血气分析。

(2)判断患者氧合及酸碱平衡情况，为诊断、治疗、用药提供依据。

2. 注意事项

(1)严格执行查对制度和无菌技术操作原则。

(2)桡动脉穿刺点为前臂掌侧腕关节上2 cm动脉搏动明显处，股动脉穿刺应避免刺入股静脉。

(3)样本应隔绝空气，避免混入气泡。采集后应立即送检，并在30 min内完成检测。

(4)患者饮热水、洗澡、运动，需休息30 min后再行采血，避免影响检查结果。

(5)拔针后局部用无菌纱布或棉签加压止血，以免出血或形成血肿，压迫止血至不出血为止。有出血倾向者延长压迫止血时间。

3. 评分标准

见表6-4。

表 6-4　动脉血标本采集评分标准

项目	内容及评分标准	分值/分	扣分/分
评估(16分)	扫描标本条码(1分),打印执行卡、检验申请单(1分),签名(1分),请人核对(1分)	4	
	环境评估:宽敞清洁,减少人员走动,光线充足(4分)	4	
	用物评估:核对药物、物品齐全、摆放有序、在有效期内(4分,少一项扣0.5分)	4	
	自身评估:着装整洁,仪表端庄,符合操作要求(2分);洗手,戴口罩(2分)	4	
实施(64分)	评估患者:携用物至床旁,核对患者信息、检验单、标本条码(4分),进行评估。①全身评估:评估患者病情、年龄、意识、配合度、生理因素、凝血功能、氧流量(2分)。②局部评估:评估穿刺部位皮肤、动脉搏动、肢体活动度,告知有关事项,取得合作(2分)	8	
	摆放体位:再次核对(2分),取合适体位(2分)	4	
	消毒:垫小枕(1分),选择穿刺部位(2分),消毒皮肤两遍(2分),戴手套或消毒操作者左手食指和中指、无名指(2分),待干(1分)	8	
	穿刺:固定动脉搏动最明显处(4分),穿刺(8分)	12	
	按压:迅速拔针(1分),加压止血(2分)	3	
	隔绝空气:针头拔出后立即查看有无气泡(2分),封闭动脉采血器(3分),轻轻搓动标本容器(3分)	8	
	核对记录:撤小枕(2分),脱手套(1分),洗手(1分),再次核对(2分),记录(2分)	8	
	宣教:健康宣教(4分),取舒适体位(1分),整理床单位(1分)	6	
	用物处置:用物及垃圾分类处理,洗手(3分)	3	
	标本固定在冰盒上(或放入冰桶中),10 min内送检(4分)	4	
评价(20分)	无菌观念:未戴口罩、穿刺未消毒、无菌物品污染后直接使用、反复跨越无菌区,违反任意一项不得分(4分)	4	
	人文关怀:操作前告知目的(2分),操作中询问感受并观察病情(1分),关注隐私保护及安全保护(1分)	4	
	熟练度:一次穿刺成功(5分),操作过程流畅(3分)	8	
	健康教育:有效沟通,有针对性,健康教育涉及操作、疾病等相关内容(2分)	2	
	专业素养:操作者的精神面貌、自信心、协调性、整体状态等方面综合评估(2分)	2	
	查对执行:凡涉及患者信息查对错误,操作终止(实施床旁操作时)		
总分	精确到小数点后一位,最小分值为0.5分	100	

五、经气管切开吸痰

1. 操作目的

(1)清除呼吸道分泌物,保持呼吸道通畅。

(2)改善通气功能。

(3)预防肺部感染。

2. 注意事项

(1)吸痰前,评估吸引装置性能是否完好,连接是否正确。

(2)执行无菌技术操作,一根吸痰管只限使用一次。

(3)痰液黏稠者可配合拍背、雾化吸入等操作促进痰液的排出。

(4)吸痰时动作轻柔,调节合适负压,确保插管时不带负压,以免造成呼吸道黏膜损伤。

(5)每次吸痰时间应少于15 s,以防造成缺氧。

(6)吸痰前后如患者有明显的血氧饱和度下降,建议在吸痰前后调高氧流量。吸痰过程中应密切观察患者生命体征变化,严重心律失常、严重缺氧患者吸痰时应慎重。

(7)紧急状态或吸引装置故障情况下,可采用50~100 mL注射器连接吸痰管抽吸痰。

3. 评分标准

见表6-5。

表 6-5　经气管切开吸痰评分标准

项目	内容及评分标准	分值/分	扣分/分
评估 (16分)	打印执行单(1分),签名(1分),请人核对(2分)	4	
	环境评估:宽敞清洁,减少人员走动,光线充足(4分)	4	
	用物评估:核对药物、物品齐全、摆放有序、在有效期内(4分,少一项扣0.5分)	4	
	自身评估:着装整洁,仪表端庄,符合操作要求(2分);洗手,戴口罩(2分)	4	

续表 6-5

项目	内容及评分标准	分值/分	扣分/分
实施(64分)	评估患者：携用物至床旁，核对患者信息(2分)，进行评估。①全身评估：患者病情、年龄、意识、合作程度、治疗情况、缺氧情况(2分)。②局部评估：义齿情况、口鼻腔黏膜情况、双肺呼吸音、人工气道方式及氧疗方式(3分)	7	
	调节负压：连接负压吸引装置并检查装置是否完好(1分)，根据患者的年龄调节负压(1分)	2	
	吸痰前后根据患者情况提高吸氧浓度，使用呼吸机患者给纯氧2 min(1分)	1	
	摆放体位：再次核对，协助患者将头部转向一侧，面向操作者(2分)，颌下铺治疗巾(1分)，取下活动义齿(1分)	4	
	试吸：取吸痰管连接负压吸引装置，在试吸罐中试吸少量生理盐水(1分)；一手反折吸痰管末端，另一手持无菌血管钳或戴无菌手套持吸痰管前端，进吸痰管时不能带负压(2分)	3	
	使用呼吸机者断开呼吸机与气管导管接头，放于无菌巾上(2分)，操作者迅速而轻柔地沿气管导管插入吸痰管，至气管深部遇阻力后退0.5~1 cm(3分)，用左右旋转的手法(4分)，自深部向上提拉吸痰管吸净气管深部的痰液，气管切开患者先吸气管切开处痰液(3分)	12	
	更换吸痰管(2分)，试吸后(2分)吸净口腔、咽部痰液(6分)	10	
	必要时更换吸痰管，试吸后将吸痰管轻而快地插入鼻腔，并在患者吸气时沿着鼻腔壁向深处插入，分别吸净双侧鼻腔和鼻咽部的分泌物(可口述)(2分)	2	
	吸痰完毕，用生理盐水将负压连接管冲洗干净(2分)	2	
	关闭吸引装置(1分)，分离吸痰管和负压连接管，连接管末端插入盛有消毒液的容器中浸泡(1分)	2	
	观察：密切观察患者生命体征变化，观察痰液的性质、量及颜色(1分)，根据患者情况选择适宜氧浓度，使用呼吸机患者给纯氧2 min(2分)	3	
	再次评估：口鼻腔黏膜有无损伤(1分)，双肺呼吸音(1分)，清洁患者鼻面部(1分)，撤去治疗巾(1分)	2	
	核对记录：再次核对(1分)，记录(2分)，脱手套(1分)、洗手(1分)	5	
	宣教：健康宣教(3分)，取舒适体位(1分)，整理床单(1分)	5	
	用物处置：用物及垃圾分类处理，洗手(2分)	2	

续表 6-5

项目	内容及评分标准	分值/分	扣分/分
评价 (20 分)	无菌观念：未戴口罩、未戴手套、未及时更换吸痰管，违反任意一项不得分(4 分)	4	
	人文关怀：操作前告知目的(1 分)；操作中询问感受并观察病情(1 分)；操作后及时巡视及观察患者的反应(1 分)；关注隐私保护及安全保护(1 分)	4	
	熟练度：每次吸痰少于 15 s(2 分)，吸痰手法正确(3 分)，操作过程流畅(3 分)	8	
	健康教育：有效沟通，有针对性，健康教育涉及操作、疾病等相关内容(2 分)	2	
	专业素养：操作者的精神面貌、自信心、协调性、整体状态等方面综合评估(2 分)	2	
	查对执行：凡涉及患者信息查对错误，操作终止(实施床旁操作时)		
总分	精确到小数点后一位，最小分值为 0.5 分	100	

六、压力性损伤的护理

1. 操作目的

(1)解除局部受压，改善局部血运，去除危险因素，避免压力性损伤进一步发展。

(2)评估压力性损伤伤口情况，选择最佳的护理方法，促进伤口愈合。

2. 注意事项

(1)一期压力性损伤患者禁止局部皮肤按摩，避免使用环形气垫，以免导致静脉充血和水肿。

(2)按时翻身，保持床单位整洁、干燥，避免潮湿、摩擦及排泄物对皮肤的刺激；合并糖尿病者必须控制血糖。

(3)根据伤口情况正确使用伤口敷料，按敷料说明书定期更换敷料，更换敷料时评估伤口情况，并确认当前敷料是否合理。若伤口出现红、肿、痛等感染征象时，及时与医生沟通，并请造口专家会诊指导处理。

3. 评分标准

见表 6-6。

表 6-6　压力性损伤的护理评分标准

项目	内容及评分标准	分值/分	扣分/分
评估 (16分)	打印执行单(1分)，签名(1分)，请人核对(2分)	4	
	环境评估：宽敞清洁，减少人员走动，光线充足(4分)	4	
	用物评估：物品齐全、摆放有序、在有效期(4分，少一项扣0.5分)	4	
	自身评估：着装整洁，仪表端庄，符合操作要求(2分)；洗手，戴口罩(2分)	4	
实施 (64分)	摆放体位：根据患者压力性损伤部位，取合适体位(4分)	4	
	评估患者：携用物至床旁，核对患者信息，告知有关事项，取得合作(2分)，进行评估。①全身评估：患者病情、意识、合作程度、躯体活动能力、营养及皮肤状况，有无大小便失禁(3分)。②局部评估：判断已发生压力性损伤的分期，观察压力性损伤的部位、大小、创面组织形态、窦道、潜行、渗出等，评估压力性损伤部位已采取的护理措施及效果(3分)	8	
	暴露伤口：暴露压力性损伤伤口部位(2分)，将一次性中单或治疗巾垫于伤口部位之下(3分)	5	
	观察测量：观察伤口周围皮肤情况(3分)，触摸其质地与皮肤温度(1分)，测量伤口大小并记录(3分)，征求患者同意拍下首次照片(1分)	8	
	消毒清洗：打开一次性无菌换药包(1分)，戴无菌手套(1分)，先用络合碘溶液从外向内至伤口边缘螺旋式消毒2遍(2分)，后用生理盐水擦拭或冲洗伤口及窦道潜行(3分)，清除血液、污物及坏死组织(2分)	9	
	观察评估：观察伤口情况(3分)，再次评估伤口并拍照(2分)	5	
	处理伤口：伤口局部处理正确(5分)，敷料选择正确(2分)	7	
	固定敷料：自粘性敷料，用双手按压2~3 min(2分)。非自粘性敷料：胶布或绷带固定，胶布粘贴方向与身体纵轴垂直(根据敷料类型选择固定方法)(3分)	5	
	核对记录：再次核对(1分)、书写记录(2分)，脱手套(1分)，洗手(1分)，取口罩(1分)	6	
	宣教：健康宣教(3分)，取舒适体位(1分)，整理床单位(1分)	5	
	用物处置：用物及垃圾分类处理，洗手(2分)	2	

续表 6-6

项目	内容及评分标准	分值/分	扣分/分
评价 (20分)	无菌观念：未戴口罩、伤口周围皮肤及伤口未消毒或顺序错误、无菌物品污染后直接使用、反复跨越无菌区，违反任意一项不得分(4分)	4	
	人文关怀：操作前告知目的(1分)；操作中询问感受并观察病情(1分)；操作后及时巡视、观察皮肤情况(1分)；关注隐私保护及安全保护(1分)	4	
	熟练度：知晓压力性损伤分期(3分)，熟悉伤口敷料选择(2分)，时间≤20 min(3分，超时1 min扣1分，扣完为止)	8	
	健康教育：有效沟通，有针对性，健康教育涉及操作、疾病等相关内容(2分)	2	
	专业素养：操作者的精神面貌、自信心、协调性、整体状态等方面综合评估(2分)	2	
	查对执行：凡涉及患者信息查对错误，操作终止(实施床旁操作时)		
总分	精确到小数点后一位，最小分值为0.5分	100	

七、患者约束法

1. 操作目的

(1)预防意识障碍、躁动、谵妄患者发生坠床，以及非计划拔管等不良事件的发生。

(2)保护患者自身及他人安全，预防和制止有精神症状患者自杀、伤人、冲动等危险行为。

2. 注意事项

(1)评估病情，签署知情同意书，做好充分的解释工作，遵医嘱执行约束。

(2)选择合适的约束方法，约束松紧度适宜，一般以能放入1~2个手指为宜。

(3)加强巡视，密切关注约束部位的血运情况，以及约束的有效性。

(4)不宜长时间约束，应每2 h松解一次，间隔15~30 min。

3. 评分标准

见表6-7。

表 6-7　患者约束法评分标准

项目	内容及评分标准	分值/分	扣分/分
评估 (16分)	核对医嘱(1分)，签署知情同意书(1分)(紧急情况补签)，核对患者信息(2分)	4	
	评估约束指征(2分)，评估拟约束部位皮肤情况(2分)	4	
	合理选择约束方式(1分)	1	
	环境准备：疏散人群(2分)，撤离周围危险物品，保证安全(1分)，保持约束间安静、整洁、舒适(1分)	4	
	用物准备：准备合适的约束器具(约束带、保护垫)(1分)	1	
	人员准备：仪表端庄、衣帽整洁、规范洗手(1分)；人力充足、分配合理(1分)	2	
实施 (64分)	安抚患者：言语降温(2分)，避免激惹(2分)，做好解释、告知后果(2分)，单独隔离等其他替代措施(2分)	8	
	实施约束：态度和蔼(2分)，操作中注意保护患者及工作人员(2分)，用衬垫保护约束部位皮肤(2分)，分工有序进行、约束方法得当、保护患者安全(3分)，固定约束带(1分)，检查、调整被约束肢体活动度和松紧度(2分)	12	
	安抚与告知：安抚患者和亲属(1分)，告知约束原因(1分)和松解约束的条件(1分)	3	
	观察：四肢皮肤颜色(2分)，松紧度(2分)，床单位干燥情况(2分)，防寒保暖(2分)，饮食，饮水(2分)，大小便(2分)	12	
	整理床单位(1分)，检查周围环境安全(2分)，保护隐私(2分)	5	
	记录：约束原因(1分)、约束部位(1分)、约束方法(1分)、约束时间(1分)	4	
	评估：患者约束时间(2分)，患者行为(2分)，患者情绪(2分)，合作程度(2分)，受压部位皮肤情况(2分)，轮流松解约束肢体(2分)	12	
	松解约束：安抚患者(2分)，指导患者行为管理(4分)，约束器具收纳保管(2分)	8	
评价 (20分)	合作理念：人员之间的配合默契，避免患者及工作人员受到伤害(4分)	4	
	人文关怀：操作前告知目的(1分)；操作中安抚患者(1分)；操作后及时巡视观察患者反应(2分)；关注隐私保护及安全保护(2分)	6	
	熟练度：约束器具使用熟练(2分)；约束手法熟练(4分)	6	
	健康教育：有效沟通，有针对性，涉及操作、心理、疾病等相关内容(2分)	2	
	专业素养：操作者的精神面貌、自信心、协调性、整体状态等方面综合评估(2分)	2	
	查对执行：凡涉及患者信息查对错误，操作终止(实施床旁操作时)		
总分	精确到小数点后一位，最小分值为0.5分	100	

八、胰岛素笔的使用

1. 操作目的

通过外源性胰岛素的注射降低血糖。

2. 注意事项

（1）正确保存胰岛素制剂。未开启的胰岛素制剂放于冰箱 2~8 ℃保存；正在使用中的胰岛素制剂于 25~30 ℃下保存 28~30 d，置于阴凉处，避免日晒。

（2）每次注射前须排尽空气（预混胰岛素先摇匀再排气）。针头一次性使用。

（3）定期更换注射部位。注射应保证在皮下进行，避免误入肌肉层，以免引起血糖的波动。

（4）针头长度较短（4 mm 或 5 mm），大部分患者无须捏起皮肤，并以 90°进针；使用较长（≥8 mm）的针头时，需要捏起皮肤，并以 45°进针，以降低肌内注射风险。进针时果断迅速，读数已回"0"时仍需停留 10~15 s，以确保药液全部进入皮下。

（5）妊娠糖尿病患者一般不推荐腹部注射。

（6）速效胰岛素及预混胰岛素注射后可立即进食；短效胰岛素或预混人胰岛素注射后半小时内进食；长效胰岛素每天固定时间注射，进餐时间不受影响。

3. 评分标准

见表 6-8。

表 6-8　胰岛素笔的使用评分标准

项目	内容及评分标准	分值/分	扣分/分
评估（16分）	打印执行单(1分)，签名(1分)，请人核对(2分)	4	
	环境评估：关闭门窗，屏风遮挡患者(2分)；宽敞清洁，减少人员走动，光线充足(2分)	4	
	用物评估：核对药物、物品齐全、摆放有序、在有效期内(4分，少一项扣0.5分)	4	
	自身评估：着装整洁，仪表端庄，符合操作要求；洗手，戴口罩(4分)	4	

续表 6-8

项目	内容及评分标准	分值/分	扣分/分
实施 (64分)	评估患者：携用物至床旁，核对患者信息(2分)，取得合作(2分)，进行评估。①全身评估：患者病情、年龄、意识、心理状态、自理能力和配合度(2分)，血糖和食物准备情况(1分)。②局部评估：局部皮肤的情况(3分)	10	
	体位：协助患者取舒适体位，暴露出局部注射部位(4分)	4	
	洗手：按七步洗手法清洁双手(4分)	4	
	安装针头、排气：消毒胰岛素笔芯前端，撕去胰岛素针头保护片，顺时针旋紧安装针头，摘下针头保护帽(2分)；确认剂量显示窗为0，调1~2个单位的胰岛素，将注射笔针头向上，轻弹笔芯架，完全按下注射推键，直到针尖出现胰岛素液滴出(2分)	4	
	注射：旋转剂量显示窗，调至需要注射的剂量(2分)；选择合适的注射部位(3分)；检查注射部位有无瘢痕、硬结、感染等(3分)；75%乙醇消毒皮肤待干(2分)；再次核对医嘱单(3分)。针头长度较短(4 mm或5 mm)，无须捏起皮肤，以90°进针(2分)；使用较长(≥8 mm)的针头时，需要捏皮，并以45°进针，降低肌内注射风险，进针时果断迅速(1分)	16	
	拔针：按下注射推键，注射完后在皮下停留10 s以上，继续按住推键直至针头完全拔出(3分)；不按压注射部位，不宜揉或挤压穿刺点(3分)	6	
	记录：在记录单上记录，如记录注射胰岛素时间(2分)，胰岛素剂量(2分)、胰岛素种类(2分)，患者进餐情况(2分)	8	
	宣教：健康宣教(4分)，取舒适体位(1分)，整理床单位(1分)	6	
	用物处置：用物及垃圾分类处理(2分)，洗手(口述)(1分)，保持病房的整齐(1分)	4	
评价 (20分)	无菌观念：未戴口罩、未洗手，违反任意一项不得分(4分)	4	
	人文关怀：操作前告知目的(1分)；操作中询问感受并观察病情(1分)；操作后注意健康宣教(2分)	4	
	熟练度：胰岛素笔注射一次成功(4分)；胰岛素针头与皮肤呈90°进针(4分)	8	
	健康教育：有效沟通，有针对性，涉及操作、药物、疾病等相关内容(2分)	2	
	专业素养：操作者的精神面貌、自信心、协调性、整体状态等方面综合评估(2分)	2	
	查对执行：凡涉及患者信息查对错误，操作终止(实施床旁操作时)		
总分	精确到小数点后一位，最小分值为0.5分	100	

九、鼻饲

1. 操作目的

(1)对昏迷或吞咽困难患者通过鼻胃管供给食物及药物,维持营养和治疗的需要。

(2)对不能张口、危重症、拒绝进食的患者(如破伤风),可通过鼻胃管供给食物及药物,维持营养和治疗的需要。

2. 注意事项

(1)操作时动作轻柔,以免损伤鼻黏膜及食管黏膜,尤其是通过食管三处狭窄时(环状软骨水平处、平气管分叉处、食管通过膈肌处)。

(2)插管至 10~15 cm 时,清醒患者嘱其做吞咽动作,顺势将胃管送至预定长度;昏迷患者则将其头部托起,使其下颌贴近胸骨柄,以利于插管。

(3)插管过程中患者如出现呛咳、呼吸困难,甚至发绀,表明胃管误入气管,应立即拔出重插。

(4)每次鼻饲前必须确认胃管在胃内并且管道通畅,检查患者有无胃潴留;鼻饲液温度保持在 38~40 ℃,避免过冷或过热;在喂食前后用少量温水冲管。

(5)有食管静脉曲张、食管梗阻的患者禁止插胃管。

(6)鼻饲患者每天应行 2~3 次口腔护理,定期更换胃管(根据产品说明书决定更换频率);更换胃管时,应在末次注食后拔出,次日再从另一侧鼻腔插入胃管。

(7)鼻饲过程中,密切观察患者生命体征,评估有无食物反流、误吸、窒息等情况。一旦出现上述情况,立即停止鼻饲,协助患者右侧卧位,及时吸出口鼻异物,必要时可在纤维支气管镜下帮助清除误吸物。

3. 评分标准

见表 6-9。

表 6-9 鼻饲评分标准

项目	内容及评分标准	分值/分	扣分/分
评估 (16 分)	核对医嘱(4 分)	4	
	环境评估:清洁、安静,温度适宜;屏风或隔帘遮挡(4 分)	4	
	用物评估:物品齐全、摆放有序,符合要求(4 分)	4	
	自身评估:着装整洁,仪表端庄,符合操作要求(根据流程要求洗手、戴口罩等)(4 分)	4	

续表 6-9

项目	内容及评分标准	分值/分	扣分/分
实施 (64分)	携用物至床旁，核对患者信息(3分)，进行评估。①全身评估：评估患者病情、年龄、意识、配合度(2分)。②局部评估：鼻腔情况(1分)，有无活动性义齿(1分)，告知有关事项，取得合作(1分)	8	
	患者取坐位或半卧位(口述昏迷者取平卧位)(2分)	2	
	颌下铺治疗巾(2分)；清洁、湿润鼻孔(2分)；备胶布(1分)	5	
	打开无菌鼻饲包，掷入一次性胃管、注射器(2分)	2	
	戴手套，置弯盘于患者颌下(2分)，检测胃管是否通畅(2分)	4	
	测量胃管预置长度(2分)(耳垂到鼻尖再到剑突的距离或前额发际至胸骨剑突处，成人45~55 cm，婴幼儿14~18 cm)，做好标记(2分)；液体石蜡润滑胃管前端(1分)	5	
	插管：一手持纱布托住胃管，一手持镊子夹住胃管前端轻轻送管，插管10~15 cm时，清醒患者嘱其做吞咽动作，顺势将胃管送至预定长度；昏迷患者则将其头部托起，使其下颌贴近胸骨柄，缓慢将胃管送至预定长度，初步固定(8分)	8	
	确认：用两种或两种以上的方式确认胃管在胃内(5分)	5	
	固定：妥善固定胃管于鼻翼、颊部(2分)，做好管道标识(1分)	3	
	温开水冲洗胃管，注入鼻饲液(2分)；注毕，抬高胃管，冲管(2分)	4	
	将胃管末端反折包好，固定胃管(2分)	2	
	鼻饲后处理；清洁口鼻，协助口腔护理(1分)；嘱患者保持原卧位20~30 min，做好健康教育(1分)；再次核对，整理用物，洗手，记录(2分)	4	
	拔胃管：置弯盘于下颌处，揭去固定胶布(2分)，夹紧胃管末端，纱布包裹胃管近鼻端部分，嘱患者深呼吸，在呼气时拔管(2分)；清洁患者口鼻及面部，协助取舒适体位(2分)	6	
	宣教：健康宣教(2分)，整理床单位(1分)	3	
	用物处置；用物及垃圾分类处理(1分)，洗手(1分)，记录(1分)	3	
评价 (20分)	操作熟练，动作流畅(4分)	4	
	遵守无菌操作原则(3分)	3	
	操作方法正确，未发生操作相关并发症(4分)	4	
	操作过程中严密观察病情及患者反应(3分)	3	
	与患者及时有效交流、沟通，宣教到位(3分)	3	
	体现人文关怀(3分)	3	
总分	精确到小数点后一位，最小分值为0.5分	100	

十、留置导尿

1.操作目的

(1)为尿潴留患者引流尿液,减轻痛苦。

(2)对昏迷、尿失禁患者,留置导尿管以保持局部干燥、清洁,避免尿液的刺激。

(3)采集患者尿标本做细菌培养。

(4)抢救休克或者危重患者,准确记录尿量和比重,为评估病情提供依据。

2.注意事项

(1)严格执行无菌技术原则,若导尿管触及尿道口以外的区域,应重新更换导尿管。

(2)注重保护患者隐私,导尿过程中应注意询问患者的感受,注意保暖。

(3)操作时动作轻柔,充分润滑导尿管前端,避免尿道损伤及感染。

(4)为女性患者导尿时,一旦误入阴道应立即拔出,更换导尿管后经尿道口插入;老年女性尿道口回缩,插管时应仔细观察、辨认。

(5)为膀胱过度充盈的患者导尿时,排出尿液的速度不宜过快,首次排出的尿液不超过 1000 mL,以防腹压急剧下降而虚脱或因膀胱突然减压而引起膀胱黏膜充血发生血尿。

(6)妥善固定导尿管,以防脱出,躁动患者予以合理约束。

3.评分标准

见表 6-10。

表 6-10　留置导尿评分标准

项目	内容及评分标准	分值/分	扣分/分
评估 (16分)	打印执行单(1分),签名(1分),请人核对(2分)	4	
	环境评估:宽敞清洁,减少人员走动,光线充足(4分)	4	
	用物评估:核对药物、物品齐全、摆放有序、在有效期内(4分,少一项扣0.5分)	4	
	自身评估:着装整洁,仪表端庄,符合操作要求(2分);洗手,戴口罩(2分)	4	

续表 6-10

项目	内容及评分标准	分值/分	扣分/分
实施(64分)	评估患者：携用物至床旁，核对患者信息(3分) 全身评估：评估患者的病情、年龄、意识、排尿情况、配合度及耐受力(2分) 局部评估：评估膀胱充盈度、会阴部皮肤黏膜的状况(2分)	7	
	摆体位：协助患者取屈膝仰卧位，两腿略外展，暴露外阴(2分)；脱去患者对侧裤腿、盖在近侧腿部(2分)	4	
	初次消毒：洗手，打开导尿包，戴手套(2分)，准备初步消毒用物；一手持镊子消毒阴阜和大阴唇后，用另一戴手套的手分开大阴唇，消毒小阴唇和尿道口(2分)；顺序由外向内，由上向下(2分)；脱手套(1分)	7	
	铺孔巾：洗手，将导尿包放在患者两腿间(2分)，戴无菌手套(2分)，按无菌技术操作原则铺孔巾(2分)	6	
	检查：将生理盐水注入水囊，检查水囊完整性，再将生理盐水完全回抽至注射器内(2分)	2	
	润滑：用液体石蜡棉球润滑导尿管前端(2分)	2	
	连接：将导尿管连接引流袋，并保证引流袋处于密闭状态(2分)	2	
	再次消毒：一手分开小阴唇，一手持镊子夹取消毒棉球，分别消毒尿道口、小阴唇、尿道口(3分)；顺序由上而下，由内向外(2分)	5	
	导尿：将弯盘置于孔巾口旁边(2分)，嘱患者张口呼吸(2分)；一手分开小阴唇，一手用镊子夹导尿管(2分)，轻轻插入尿道4~6 cm(1分)，见尿后再插入1~2 cm(2分)	9	
	固定：向气囊内注入适量生理盐水，轻拉有阻力感(2分)；撤孔巾，外固定导尿管(2分)；妥善固定引流袋于床沿下，开放引流管(2分)；做好尿管标识(2分)	8	
	核对记录：脱手套(1分)，洗手(1分)，再次核对(1分)，记录(1分)	4	
	宣教：健康宣教(3分)，协助患者穿好裤子，取舒适体位(2分)，整理床单位(1分)	6	
	用物处置：用物及垃圾分类处理，洗手(2分)	2	

续表 6-10

项目	内容及评分标准	分值/分	扣分/分
评价(20分)	无菌观念：未戴口罩、无菌物品污染后直接使用、反复跨越无菌区，违反任意一项不得分(4分)	4	
	人文关怀：操作前告知目的(1分)；操作中询问感受并观察病情(1分)；操作后及时巡视(1分)；关注隐私保护及安全保护(1分)	4	
	熟练度：消毒流程规范、顺序正确(4分)；一次导尿成功(4分)	8	
	健康教育：有效沟通，有针对性，涉及操作、疾病等相关内容(2分)	2	
	专业素养：操作者的精神面貌、自信心、整体状态等方面综合评估(2分)	2	
	查对执行：凡涉及患者信息查对错误，操作终止(实施床旁操作时)		
总分	精确到小数点后一位，最小分值为 0.5 分	100	

十一、PICC 维护技术

1. 操作目的

(1)保持穿刺点的无菌状态，预防局部感染。
(2)确保导管的通畅性，防止堵管。
(3)提供标准化操作流程，减少导管相关性感染的可能。
(4)维持导管正常功能。

2. 注意事项

(1)中心静脉导管(PICC)的维护应经专业培训的医护人员进行，严格执行无菌操作原则。

(2)观察置管处局部皮肤情况，如出现红、肿、热、痛等症状，以及渗血、渗液或有异常分泌物等情况时应及时报告医生。

(3)冲、封管手法：脉冲式冲管，正压封管；冲管禁止使用小于 10 mL 的注射器，不可暴力冲管，以免损坏导管。

(4)揭贴膜时应注意由下往上撕，以免将导管带出，观察外露导管的长度，注意导管有无滑出或回缩，不可将外露的导管再次送入体内。

(5)出现液体流速不畅时，使用 10 mL 注射器抽吸回血，不可强行正压推注液体。

(6)置管后第一个 24 h 进行敷料的更换；其后每 7 d 进行无菌透明敷料、正压接头(肝素帽/无针输液接头)的更换；纱布敷料每 48 h 更换 1 次。如敷料有卷边、潮湿、松动或破损时，须及时更换；接头内有血液残留、其完整性受损的情况下均应及时更换。

(7)妥善固定导管，禁止将胶布直接粘贴在导管上；每班注意观察导管外露长度，一旦发现导管部分脱出，不可将体外部分再次送入体内。

3. 评分标准

见表 6-11。

表 6-11　PICC 维护技术评分标准

项目	内容及评分标准	分值/分	扣分/分
评估 (16分)	核对医嘱，签名，查看既往导管维护记录及置管信息(4分)	4	
	环境评估：关闭门窗，屏风遮挡患者(2分)；宽敞清洁，减少人员走动，光线充足(2分)	4	
	用物评估：核对药物、物品齐全、摆放有序、在有效期内(4分，少一项扣0.5分)	4	
	自身评估：着装整洁，仪表端庄，符合操作要求；洗手，戴口罩(4分)	4	
实施 (64分)	评估患者：携用物至床旁，核对患者信息(2分)。①全身评估：评估患者意识及配合程度、病情(1分)。②局部评估：评估导管局部皮肤及穿刺处情况(1分)，充分告知有关事项，取得合作(1分)	5	
	体位：协助患者取舒适体位，头偏向置管对侧(2分)	2	
	测量：测量臂围，是否和记录长度一致(1分) 打开敷料包外层，垫治疗巾(1分)，观察穿刺点局部情况(1分)，确认导管体外长度(2分)	5	
	抽回血：确认导管位置，评估导管功能(4分)	4	
	投递无菌物品：将正压接头、备好的封管注射器等投至换药包(4分)	4	
	揭膜：由下至上松解贴膜，注意避免将导管带出体外(1分)；去胶布痕迹，快速手消清洁手(1分)，撤除旧贴膜(1分)，观察导管刻度及局部情况(1分)	4	
	消毒：快速手消清洁手(1分)，戴手套(1分)，使用75%乙醇棉棒距穿刺点外0.5 cm以外环状消毒3遍(按顺时针、逆时针的顺序，6分)，避免接触导管，碘伏棉棒消毒方法及范围同上，需重点消毒穿刺点，第三遍消毒导管及穿刺点处(6分)，待干(1分)	15	
	更换接头：用大块纱布包裹减压套筒，小块纱布包裹接头拧开(1分)，再用75%乙醇棉片擦拭导管螺口及周围15 s(2分)，更换接头，脉冲式冲管，正压封管(3分)	6	
	贴膜：合理摆放导管(1分)，以穿刺点为中心无张力贴膜(2分)，导管塑形(1分)，做好标识，注明置管日期、维护日期、置入长度、外露长度、臂围、操作者(2分)	6	
	固定：高举平台法(1分)，固定导管，固定正压接头(1分)	2	
	核对及记录：再次核对(1分)、书写置管手册(1分)，脱手套(1分)，洗手(1分)，取口罩(1分)	5	
	宣教：健康宣教(1分)，整理床单位(1分)，完善相关护理记录书写(1分)	3	
	用物处置：用物及垃圾分类处理(2分)，洗手(口述)(1分)，记录(1分)	3	

续表 6-11

项目	内容及评分标准	分值/分	扣分/分
评价(20分)	无菌观念：未进行手消毒、未建立最大无菌屏障、无菌物品污染后直接使用、反复跨越无菌区，违反任意一项不得分，其他情况酌情扣分(4分)	4	
	人文关怀：操作前告知目的(1分)；操作中询问感受并观察病情(1分)；操作后注意健康宣教(2分)	4	
	熟练度：操作熟练(2分)，冲、封管手法正确(2分)，导管固定妥善(2分)，揭膜及贴膜方法正确(2分)	8	
	健康教育：有效沟通，有针对性地告知患者该操作的目的、配合要点、维护后的注意事项等(2分)	2	
	专业素养：操作者的精神面貌、自信心、协调性、整体状态等方面综合评估(2分)	2	
	查对执行：凡涉及患者信息查对错误，操作终止(实施床旁操作时)		
总分	精确到小数点后一位，最小分值为 0.5 分	100	

十二、基础生命支持

1.操作目的

(1)迅速建立有效的呼吸和循环。

(2)保证重要脏器的血液供应。

2.注意事项

(1)发现患者无反应、无呼吸或呼吸不正常、大动脉搏动消失，应立即启动应急反应系统。

(2)按压应确保足够的速度与深度，尽量减少中断，如需建立人工气道或电除颤时，中断时间不超过 10 s。

(3)按压部位要准确，力度适中，以免引起肋骨、胸骨骨折。胸外按压时肩、肘、腕在一条直线上，并与患者身体长轴垂直，按压时手掌掌根不能离开胸壁。要确保足够的频率及深度，尽可能不中断胸外按压，每次胸外按压后要让胸廓充分地回弹，以保证心脏得到充分的血液回流。

(4)人工呼吸前应清除口鼻分泌物，保持气道通畅。每次送气量不宜过大，避免过度通气和患者胃部胀气。

(5)人工呼吸和胸外心脏按压同时进行，送气应在按压的间歇进行，肺充气时，不可按压胸部，以免损伤肺部，降低通气效果。

(6)操作 5 个循环后再次判断颈动脉搏动及人工呼吸 10 s，如已恢复，进行进一步生命支持；如颈动脉搏动及人工呼吸未恢复，继续上述操作 5 个循环后再次判断，直至高级生命支持人员及仪器设备的到达。

3.评分标准

见表 6-12。

表 6-12　基础生命支持评分标准

项目	内容及评分标准	分值/分	扣分/分
评估(10分)	自身评估：着装整齐规范、符合操作要求(2分)	2	
	环境评估：安全、通风(2分)	2	
	用物评估：齐全，摆放有序，质量合格，呼吸器完好备用(4分)	4	
	患者评估：仰卧于硬板床或硬质地面(2分)	2	
实施(70分)	呼叫患者，轻拍重唤(4分)	4	
	确认患者无意识(1分)，呼救(1分)，提到抢救车、除颤仪(口述，1分)，看时间(1分)	4	
	同时判断呼吸和脉搏(2分)，判断时间 5~10 s(2分)	4	
	胸外心脏按压　摆位：去枕平卧，卧硬板床；解开患者衣、裤带，充分暴露胸部(2分)	2	
	站位：身体中轴平行于患者双肩连线，必要时用踏脚板(2分)	2	
	定位：患者双乳头连线中点(2分)	2	
	胸外心脏按压：按压部位正确(2分)，按压手法正确(2分)，按压深度为 5~6 cm(5分)，每次胸壁充分回弹、按压间隙不倚靠患者胸部(4分)，按压频率为 100~120 次/min(5个循环)(5分)	18	
	开放气道　头侧偏；据需取活动假牙，必要时纱布清理口鼻异物(4分)	4	
	开放气道：颈椎无损伤压额抬颏；颈椎损伤，双手托颌法(8分)	8	
	辅助呼吸　口对口呼吸：吹气时捏住患者鼻子(2分)，呼气时松开(1分)，包住患者口唇(2分)，送气时间 1 s(1分)，连续 2 次吹气间隔 1 s(2分)，见胸廓起伏(1分)	9	
	复苏后　评估复苏效果(5个循环后)：口述 8 个有效指征(6分)	6	
	协助患者取合适体位；整理床单位(2分)	2	
	继续下一步治疗；健康宣教，记录(口述)(4分)	4	
	用物及垃圾分类处理(口述)(操作计时结束)(1分)	1	

续表 6-12

项目	内容及评分标准	分值/分	扣分/分
评价 (20分)	操作流程熟练、动作流畅；未发生相关并发症；反应迅速，急救意识强(6分)	6	
	复苏手法正确、有效；一次无效扣 1 分，扣完为止(8分)	8	
	操作过程中严密观察病情变化、患者反应并记录时间(2分)	2	
	与患者有效交流、沟通，宣教到位(2分)	2	
	体现人文关怀(2分)	2	
	操作时间 5 min，超时停止操作		
总分	精确到小数点后一位，最小分值为 0.5 分	100	

十三、成人简易呼吸器的使用

1. 操作目的

(1)维持和增加患者机体通气量。

(2)纠正威胁生命的低氧血症。

2. 注意事项

(1)选择合适的面罩，以便达到最佳的使用效果。

(2)挤压呼吸囊时，压力不可过大，以挤压呼吸囊的 1/3~2/3 为宜，不可时快时慢，以免损伤肺组织，造成呼吸中枢紊乱，影响呼吸功能恢复。

(3)发现患者有自主呼吸时，应同步挤压气囊，以免影响患者的自主呼吸。

(4)对清醒患者做好心理护理，解释应用呼吸气囊的目的和意义，缓解紧张、恐惧情绪，使患者配合。

(5)做好呼吸气囊的终末消毒及维护保养工作。

3. 评分标准

见表 6-13。

表 6-13 成人简易呼吸器的使用评分标准

项目	内容及评分标准	分值/分	扣分/分
准备(16分)	自身准备:着装整洁,仪表符合操作要求(2分);洗手(1分),戴口罩(1分)	4	
	患者准备:去枕平卧(2分),仰卧于硬板床或硬质地面(2分)	4	
	环境准备:安全、宽敞、安静,利于现场抢救(2分)	2	
	用物准备:氧气装置功能完好(2分),必要时备开口器、舌钳、吸痰装置、口咽(鼻咽)通气管、气管插管包、呼吸机(1分),检查简易呼吸器功能是否完好(面罩大小、充盈度;球囊、储氧袋有无漏气等)(2分),根据病例选择合适的呼吸球囊(成人、儿童)(1分)	6	
实施(64分)	发现患者面色发绀、口唇青紫(2分),双手拍患者双肩,对双耳大声呼喊"喂,你怎么了"患者意识丧失(2分),立即呼救:"快来帮忙!推抢救车(1分)!拿除颤仪(1分)!"	6	
	用2~3根手指沿气管滑至气管与颈侧肌肉之间的沟内,触摸颈动脉搏动,同时观察胸廓起伏(1分),时间为5~10 s(1分)。报告:无呼吸或喘息样呼吸,无颈动脉搏动(2分)	4	
	去枕(1分)、头后仰于硬板床上(1分);解开患者衣领,暴露胸腹部(1分)	3	
	清理呼吸道(1分),取下活动性义齿(1分)	2	
	检查是否有颈椎损伤(1分),开放气道方法正确(1分)	2	
	连接面罩、简易呼吸器(2分)	2	
	连接氧气,氧流量8~10 L/min(2分)	2	
	将面罩紧扣口鼻,一手使用EC手法开放气道并固定面罩(4分)	4	
	另一只手规律挤压球囊5次,同时观察患者胸廓有无隆起(15分,一次不合格扣3分)	15	
	每次送气量为400~600 mL,频率为10~12次/min(10分,一次不合格扣2分)	10	
	判断缺氧症状改善情况: 1.缺氧症状改善:胸廓有起伏(2分);血氧饱和度上升(2分);改面罩吸氧,氧流量8 L/min(2分) 2.缺氧症状未改善:立即检查并调整头部及气道位置是否合适(2分),必要时插入口咽或鼻咽通气道,或建立高级气道(询问缺氧症状未改善如何处理)(2分)	10	
	安慰患者,协助取舒适卧位,予以健康宣教(2分) 整理床单位及用物,脱手套,洗手,记录(2分)	4	

续表 6-13

项目	内容及评分标准	分值/分	扣分/分
评价 (20分)	人文关怀：操作前告知目的(1分)；操作中询问感受并观察病情(1分)；操作后及时巡视及协助取舒适卧位(2分)；关注隐私保护及安全保护(1分)	5	
	熟练度：呼吸器型号选择正确(2分)，面罩选择正确(1分)，操作时间≤6 min(6分，超时1 min扣1分，扣完为止)	9	
	护患沟通有效，符合临床实际(2分)	2	
	专业素养：精神面貌、自信心、协调性、整体状态等方面综合评估(4分)	4	
总分	精确到小数点后一位，最小分值为0.5分	100	

十四、口咽通气管的安置

1. 操作目的

在患者呼吸心跳停止、插管困难、舌根后坠引起呼吸道梗阻等紧急情况下，迅速建立人工气道进行通气。

2. 注意事项

(1)选择适宜的口咽通气管型号，如型号不适合，就不能起到将舌与咽喉壁分离的作用，甚至会引起气道阻塞。

(2)妥善固定口咽通气管，防止脱出、移位，否则可能会造成气道进一步的阻塞。

(3)放置时间视气道梗阻是否解除或改行其他方法，如气管插管、气管切开时应拔出。否则应2~3 h更换位置，同时应保持上下唇湿润。

(4)定时检查口咽通气管是否通畅，患者口腔分泌物较多时，应及时清理，负压吸引时先吸净管内分泌物，再吸管周。

(5)有牙齿松动的患者，插入和更换口咽通气管前后应观察有无牙齿脱落。

3. 评分标准

见表6-14。

表 6-14 口咽通气管的安置评分标准

项目	内容及评分标准	分值/分	扣分/分
评估(16分)	环境评估：安全、宽敞、安静，利于现场抢救(2分)	2	
	患者评估：告知患者或家属操作的目的(2分)、注意事项，以及可能发生的不良反应，取得合作(2分)	4	
	用物评估：氧气装置功能完好(2分)，吸痰装置完好备用(2分)，必要时备开口器、舌钳、吸痰装置、口咽通气管(2分)	6	
	自身评估：着装整洁，仪表端庄，符合操作要求(2分)；洗手，戴口罩(2分)	4	
实施(64分)	核对患者病情(2分)、生命体征(2分)、意识及合作程度(2分)	6	
	评估患者口腔、咽部及气道分泌物的情况(2分)，有无活动性义齿(2分)	4	
	根据患者情况，选择合适的口咽通气管(4分)	4	
	协助患者取合适体位(2分)，吸净口腔及咽部分泌物(6分)	8	
	协助患者张开口腔(3分)，放置舌拉钩或压舌板于舌根部(4分)，向上提起使舌离开咽喉壁(4分)	11	
	将口咽通气管放入口腔，直至末端突出门齿1~2 cm(4分)	4	
	双手托起下颌，使舌离开咽喉壁(4分)，用双手拇指放置在口咽通气管两侧的翼缘上，向下推送至少2 cm，直至翼缘达到唇部上方(4分)	8	
	放松下颌骨髁部，使其退回颞颌关节(4分)	4	
	检查口腔，测试人工气道是否通畅(2分)，防止舌或唇夹置于牙和口咽通气管之间(2分)	4	
	持续呼吸监测，严密观察患者呼吸情况(3分)	3	
	安慰患者，协助取舒适体位(2分)，予以健康宣教(2分)	4	
	整理床单位及用物(2分)，脱手套，洗手，记录(2分)	4	
评价(20分)	无菌观念：未戴口罩，违反无菌操作不得分(4分)	4	
	人文关怀：操作前告知目的(1分)；操作中询问感受并观察病情(1分)；操作后及时巡视及协助取得舒适卧位(2分)；关注隐私保护及安全保护(1分)	5	
	熟练度：口咽通气管型号选择正确(2分)，操作时间≤6 min(6分，超时1 min扣1分，扣完为止)	8	
	健康教育：有效沟通，有针对性(2分)	2	
	专业素养：精神面貌、自信心、协调性、整体状态等方面综合评估(1分)	1	
总分	精确到小数点后一位，最小分值为0.5分	100	

第七章

神经内科常见不良事件与应急预案

一、火灾

【防范措施】

(1)学习相关防火灭火基本知识,正确使用灭火器,懂得人人有维护消防安全、保护消防设施、预防火灾、报告火灾的义务。

(2)病区内设有安全通道指示标识。

(3)定期检查病区环境,保持安全通道畅通,消除火灾隐患。

(4)定期检查消防设施,保证其功能完整。

(5)定期进行消防演练。

【应急措施】

(1)一旦发生火灾,马上切断电源和气源。

(2)立即拨打院内报警电话,并报告总值班、护士长。

(3)马上组织人员灭火,成立灭火行动组、疏散引导组和安全救护组。

1)灭火行动组:勘查现场,查明火源位置、性质、范围和蔓延方向。灭火方式:"先控制,后消灭"。

2)疏散引导组:组织疏散人员,开通疏散通道,指挥人们按逃生路线逃离,遇特殊情况,报告总指挥。

3)安全救护组:根据现场确定急救顺序,将患者搬送至安全地带,并做好记录。

(4)灭火后,迅速处理善后事宜,安抚患者,维持正常秩序,尽快恢复正常工作状态。

【处理流程】

发生火灾→立即切断电源和气源→立即院内报警、报告总值班、护士长→同时马上组织分组行动(迅速灭火、有序疏散、安全救护)→灭火后,处理善后事务→安慰患者→恢复和维持秩序。

二、停电

【防范措施】

(1)定期学习，人人知晓。

(2)随时做好准备。

(3)定期检查。

(4)定期演练。

(5)对使用呼吸机的患者，应在呼吸机旁备有简易呼吸器及应急电源。

【应急预案】

(1)接到停电通知，做好停电准备，备应急灯、手电、蜡烛等，如有抢救患者使用动力电器时，备替代方式。

(2)突然停电后，采取措施保证抢救的运转，维持抢救工作，开启应急灯或点蜡烛照明，注意防火。

(3)突然停电时，立即将呼吸机脱开，使用简易呼吸器维持呼吸。

(4)报告医院水电办，查明原因，尽早排除故障，或开启应急发电系统。

(5)加强巡视，安抚患者，注意防火、防盗。

(6)根据情况呈报医疗护理安全不良事件。

【处理流程】

(1)接到停电通知→备好停电应急设施→启动动力电器的应急方案。

(2)突然停电→立即脱呼吸机，使用简易呼吸器维持呼吸→采取措施保证抢救仪器的运转→开启应急灯→报告水电办→查明原因→加强巡视→安抚患者→防火、防盗→呈报医疗护理安全不良事件。

三、标本采集错误

【防范措施】

(1)掌握正确采集标本的方法。

(2)了解标本不合格的常见原因：①标本采集容器选择不当；②标本采集的时间不当；③标本采集部位不当；④采集量不当；⑤标本采集的方法不当；⑥患者名称和标本名称不符；⑦标本送检不及时。

(3)严格执行查对制度，操作前、中、后查看标本与患者姓名是否一致，标本摆放整齐，对号入座，合血标本须双人核对并签名。

(4)避免同时采集多个患者的标本，必要时，标本务必分开放置。

【应急措施】

（1）一旦发生标本采集错误，若标本还未被送至检验科时，及时找出标本，并毁弃。

（2）若标本已被送至检验科或血库，立即电话通知相应科室，停止检查，并由专人至相应科室将错误标本收回，毁弃。

（3）标本被毁弃后，须告知值班护士及医生。

（4）重新绑定采集容器。

（5）向患者解释原因，取得患者及家属的谅解后，重新留取标本。

（6）严格执行"三查七对"，由专人送至检验科。

（7）主动上报护士长、值班医生，按护理安全不良事件上报，组织讨论，及时总结经验教训。

【处理流程】

发生标本采集错误→及时找回标本，并毁弃→告知值班护士及医生→重新绑定标本容器→向患者解释原因，取得谅解→重新留取标本→送检→呈报护理安全不良事件。

四、跌倒

【防范措施】

（1）评估患者，设置跌倒高风险的警示牌。

（2）定期检查病房设施，保持设施完好，杜绝安全隐患。

（3）保持环境光线充足，照明灯损坏时及时报修，过道、走廊不堆放物品，保持地面干燥、平整、完好，损坏时及时修补，拖地时不可过湿，特殊情况有防滑警示。

（4）卫生间地面保持平整干燥，备干拖把，随时拖干地面。

（5）详细介绍病房环境，对于易引起跌倒的危险场所，应有明显的防跌倒标识。

（6）对住院患者的认知、感觉和活动能力进行动态评估，向跌倒的高危险患者及家属讲解跌倒的不良反应后果及提供教育，增强防范，并采取防范措施。

（7）对有行动困难、年老体弱及视觉障碍的患者，提供协助下床、搀扶上厕所和移动帮助。

（8）对服用抗精神病药物和特殊药物的患者，应注意观察用药后的反应，预防跌倒。

（9）对术后或长期卧床需下床的患者，应告知患者及家属起床时动作应缓慢，并有专人在床旁协助下床，防止因直立性低血压或体质虚弱而导致跌倒。

（10）交代患者穿着合适的防滑鞋。

【应急措施】

（1）患者突然跌倒时，护士应立即到患者身边，同时通知值班医生。

（2）协助医生查看患者全身状况和局部受伤情况，初步判断有无危及生命体征、骨折或肌肉、韧带损伤等情况。

（3）根据伤情采取相应的搬运方式，将患者抬至病床，进一步检查病情，配合医生采取必要的急救措施并通知家属。

（4）加强巡视至患者病情稳定，巡视中严密观察病情变化，及时向医生汇报，及时正确处理及执行医嘱。

（5）了解患者跌倒的原因，分析发生跌倒的相关因素，向患者及家属做好健康宣教，增强防范意识。

（6）及时、准确记录病情变化，认真做好交接班。

（7）及时上报护士长，填写不良事件报告表。

（8）做好患者及家属的安抚工作，消除其恐惧、紧张心理。

（9）呈报护理安全不良事件。

【处理流程】

患者跌倒→立即查看患者→立即通知医生→检查病情→病情允许下抬至病床→进一步检查→必要的急救措施→加强巡视，严密观察病情变化→及时正确处理及执行医嘱→分析原因，做好健康宣教→准确记录，做好交接班→呈报护理安全不良事件。

五、患者坠床

【防范措施】

（1）加强护理安全管理，制定预案及防范程序，增强安全防范意识。

（2）保持床档、约束带、平车及护栏等用物性能完好，病房环境干净安全，对科室的环境、设施、护理操作等各方面进行督查，对安全隐患及时检查整改，并设置醒目标志。

（3）全面评估高危患者，一旦有坠床风险的患者，及时采取保护性措施。

（4）在转运及改变体位时，需进行协助，并采取保护性措施。

（5）对意识不清并极度躁动的患者，病床设床栏，必要时使用约束带约束，需注意适当约束，加强皮肤检查，做好交接班。

（6）对患者及家属进行安全防范指导，做好健康教育，增强患者及家属的安全保护意识。

【应急措施】

（1）一旦发生坠床，立即就地查看患者，同时通知医生。

（2）协助医生对患者进行检查，迅速查看全身状况和局部受伤情况，初步判断有无危及生命的症状、骨折或肌肉、韧带损伤等。

（3）根据伤情采取相应的搬运方式，将患者抬至病床，进一步检查，配合医生采取必要的急救措施。

（4）遵医嘱做相关检查，确定是否有内脏损伤及出血等情况。

（5）密切观察病情及心理变化，并认真做好记录。

（6）及时将事情的发生经过如实报告护士长，护士长应立即了解病情，做好相应处理，防止事态扩大。

（7）做好患者及家属的安抚工作，消除其恐惧、紧张心理。

（8）呈报护理安全不良事件。

【处理流程】

患者坠床→立即查看患者→通知医生→判断伤情→将患者抬至病床→进一步检查病情→对症处理→观察病情及健康宣教→记录→呈报护理安全不良事件。

六、过敏性休克

【防范措施】

（1）用药前询问药物过敏史、用药史、家族史。已知对某种药物过敏者，应禁用该药物（TAT 行脱敏注射除外）。

（2）对易发生过敏反应的药物，必须做药物过敏试验，结果阴性者方可用药。

（3）按规范操作流程实施药物过敏试验，准确配制试验药液，准确判断试验结果。

（4）试验液与注射液一定要现用现配，以减少过敏反应的发生。

（5）常规携带药物过敏抢救盒（内含肾上腺素 1 支、地塞米松 1 支、砂轮 1 个、2 mL 注射器 1 支）。

（6）做过敏试验和用药过程中，严密观察患者反应。注射后嘱患者就地留观 30 min，有任何不适及时报告医护人员，警惕过敏性休克的发生。

（7）过敏试验阳性者，报告医生，并在床头卡、医嘱单、病历夹、体温单、治疗卡上注明过敏药物名称，床头（尾）挂醒目的过敏试验阳性药物标志，并告知患者和家属。

【应急措施】

（1）一旦发生过敏性休克，立即停药，协助患者平卧，保暖，就地抢救，报告医生。

（2）立即皮下注射 0.1% 盐酸肾上腺素 1 mL，小儿剂量酌减，如症状不缓解，可每隔 30 min 皮下或静脉注射该药 0.5 mL，直至脱离高危险期。

（3）吸氧及对症处理。立即给予氧气吸入，氧流量为 2~4 L/min。当呼吸受到抑制时，应立即进行口对口人工呼吸或气囊辅助呼吸，并肌内注射尼可刹米或洛贝林等呼吸兴奋剂。有条件者可气管插管，借助人工呼吸机辅助或控制呼吸。喉头水肿影响呼吸至窒息时，应尽快配合医生施行气管切开。

（4）立即根据医嘱给予地塞米松 5~10 mg 静脉注射，或氢化可的松 200~400 mg 加入 5% 或 10% 葡萄糖注射液 500 mL 内静脉滴注；给予抗组胺类药物，如肌内注射盐酸异丙嗪 25~50 mg 或苯海拉明 40 mg。

（5）扩充血容量，静脉滴注 10% 葡萄糖注射液或平衡溶液，如血压仍不回升，可按医嘱给予升高血压的药物,如静脉滴注多巴胺、间羟胺等药物。

(6)若发生心脏停搏,立即行心肺复苏。

(7)密切观察病情,包括呼吸、脉搏、血压、神志和尿量等变化,并认真做好记录。在患者未脱离危险之前,不能搬运。

(8)做好患者和家属的安抚工作。

(9)完善记录。

【处理流程】

发生过敏性休克→立即停药,报告医生→就地抢救→皮下注射盐酸肾上腺素→吸氧→建立静脉通道(使用呼吸兴奋剂、激素、抗组胺药,并扩充血容量、升高血压等)→视呼吸情况做好气管插管或切开准备→若发生心脏停搏立即心肺复苏→密切观察病情并认真做好记录→安抚患者及家属→记录。

七、输液反应

【防范措施】

(1)质量检查,严格检查药物及输液器具的包装、生产批号、有效期等。

(2)合理用药,注意配伍禁忌,一瓶液体中尽量避免多种药。

(3)联合使用,特殊用药,两瓶之间连续静脉输液时,使用0.9%氯化钠注射液冲管,以减少药物相互配伍或避免其他原因造成的药物沉淀或结晶。

(4)减少微粒,计划配药,选择大小合适的注射器抽吸药物,尽可能避免反复穿刺胶塞,减少药液中微粒的产生,现配现用。

(5)环境适宜,配药应在治疗室进行,减少人员流动。

(6)操作规范,严格执行无菌技术操作原则及输液操作规程。

(7)遵医嘱或根据患者年龄及药物性质调节输液速度,密切观察用药后反应。

【应急措施】

1.发热反应

(1)减慢输液速度,保暖。

(2)对高热者,予以物理降温或遵医嘱予以药物治疗,及时对症处理。

(3)严重者立即停止该药物输入,更换液体和输液器,保留输液器具和剩余药液备查。

(4)遵医嘱抽血做血培养及药物敏感试验。

(5)观察病情变化,监测生命体征,稳定患者及家属情绪,及时完善各项记录。

(6)患者家属有异议时,立即按有关程序对剩余药物及输液器具进行封存,双方签字并送检。

(7)及时报告护理部、医院感染管理科、药剂科、消毒供应中心等部门。

2. 急性肺水肿

(1)立即减慢或停止输液。

(2)协助患者取端坐位，双腿下垂以减少静脉回流，减轻心脏负担。

(3)高浓度吸入经过30%~50%乙醇湿化处理的氧气，降低肺泡表面张力，减轻缺氧症状。

(4)遵医嘱给药。

(5)观察病情变化，监测生命体征，稳定患者及家属情绪，及时完善各项记录。

【处理流程】

(1)发生发热反应→立即减慢或停止输液→更换液体和输液器→报告医生、护士长→遵医嘱给药→监测生命体征和观察病情变化→完善各项记录→保留输液器和药液→必要时封存、送检→报告相关部门。

(2)发生急性肺水肿→立即停止或减慢输液→协助患者取端坐位→报告医生、护士长→遵医嘱给药、吸氧等处理→监测生命体征和观察病情变化→完善各项记录。

八、PICC 置管脱出

【防范措施】

(1)置管前，评估置管部位，尽量避免在关节处穿刺，适当使用约束带。

(2)妥善固定置管，使用缝线固定穿刺针蝶翼，外加透明敷料固定。

(3)无延长管的置管尽量避免直接用三通管，可使用螺口延长管后再接三通管。

(4)对必须使用三通管者，务必紧锁三通管锁扣，防止脱落。

(5)指导患者正确摆放体位，翻身、起床等动作应轻柔，避免牵拉。

(6)对有意识障碍的患者，用约束带约束，以防自行拔管。

(7)注意穿刺部位，及时发现置管移位。

【应急措施】

(1)一旦发生 PICC 置管脱出，立即拔出。

(2)按压穿刺部位，防止继续出血。通常按压 5~10 min，观察局部无渗血、血肿后松解。

(3)同时安慰患者，避免紧张情绪。

(4)必要时重新穿刺置管。

(5)整理床单位。

(6)做好记录。

(7)呈报护理安全不良事件。

【处理流程】

发生 PICC 置管脱出→立即拔出→按压穿刺部位 5～10 min→观察有无继续出血→安慰患者→报告医生(必要时重新穿刺置管)→整理床单位→做好记录→呈报护理安全不良事件。

九、患者自杀

【防范措施】

(1)加强巡视,了解患者的心理状态。对有自杀倾向的患者,给予心理疏导并及时通知医生,向护士长或科主任汇报,进行重点交接班。

(2)及时与患者家属沟通,与家属共同做好患者心理护理,密切观察患者情绪变化,尽量减少不良刺激;告知家属需 24 h 陪护,不得离开患者,并要求患者家属在告知书上签字。

(3)检查患者室内环境、用物,清除不安全的器具和药品,必要时对患者给予针对性约束。

【应急措施】

(1)一旦发现患者自杀,须立即判断情况,就地抢救,同时报告护士长、科主任,通知患者家属。

(2)保护现场,清退无关人员,减少不良影响,保存自杀用具,寻访目击证人,协助公安部门调查取证。

(3)做好相关护理记录,对死亡患者做好尸体料理。无患者家属在场时,需两名医务人员共同清理患者遗物并签字,遗物暂由护士长保管。

(4)做好患者家属的安抚工作,维护病房秩序,保证病房常规工作进行及其他患者的治疗工作。

(5)呈报护理安全不良事件。

【处理流程】

患者自杀→就地抢救、逐级上报→协助取证→清理死亡患者遗物→安抚家属→保证病房正常工作的进行→呈报护理安全不良事件。

十、患者走失

【防范措施】

(1)做好入院告知,对新入院患者及家属详细介绍入院须知,患者或家属在告知书上签字并留下联系电话。

(2)若患者需离开病区、医院,应按规定向主管医生办理手续和护士长同意方可离开。

(3)加强巡视和交接班,及时了解患者的病情及心理变化,对有走失危险的患者,及时与患者家属沟通并要求家属 24 h 陪伴患者。

【应急措施】

(1)一旦发生患者走失,立即查找患者联系电话,与患者家属联系。

(2)确认患者走失时,立即报告医生、护士长及保卫部或总值班,共同寻找,了解患者走失前有无异常表现,查看患者物件(留言、信件),寻找有价值的线索,患者用物由两名医务人员共同清点,贵重物品、钱款应登记并交护士长保存。

(3)分析患者走失的原因,进行相关处理。

(4)遵医嘱办理自动出院手续。

(5)呈报护理安全不良事件。

【处理流程】

患者走失→了解情况,联系家属→确认走失→报告备案→共同寻找→分析走失的原因→进行相关处理→呈报护理安全不良事件。

十一、脑疝

【防范措施】

(1)熟悉脑疝的先兆症状:①剧烈头痛伴喷射性呕吐;②进行性意识障碍;③瞳孔变化,出现短暂的患侧瞳孔缩小,随病情进展患侧瞳孔进行性散大,对光反射消失;④运动障碍,如病变对侧肢体肌力减弱或麻痹,病理征呈阳性;⑤生命体征改变,表现为"二慢一高",即呼吸深而慢、脉搏缓慢有力、血压升高。

(2)密切观察患者的呼吸、脉搏、体温、血压和瞳孔变化,尽早发现脑疝。

(3)积极进行脱水治疗,控制颅内高压。

(4)去除引起颅内压增高的因素:①保持呼吸道通畅,及时清除呼吸道分泌物,保证氧气供给,防止窒息及吸入性肺炎等加重缺氧;②保持正常稳定的血压,从而保证良好的脑灌注;③保持大小便通畅,及时处理便秘,避免用力大便,禁止灌肠;④重视高热、水电解质紊乱和酸碱平衡失调等因素,避免进一步加重颅内压升高。

(5)熟练掌握急救技术,保证常规抢救设备及急救药品齐全。

【应急措施】

(1)一旦发现患者有脑疝的先兆症状,立即使患者取侧卧或仰卧位、头偏一侧,备护栏,防止患者躁动时坠床。

(2)立即通知医生,迅速建立静脉通道,遵医嘱给脱水、降颅内压药物,使用20%甘露醇注射液 250 mL+地塞米松 5~10 mg 快速静脉滴注。

（3）迅速给予吸氧，备好吸痰装置，及时吸净呕吐物及痰液，同时予以心电监护、监测血压、SpO$_2$。

（4）严密观察患者的意识、瞳孔、心率、呼吸、血压、SpO$_2$ 变化，及时报告医生，必要时做好脑室穿刺准备。

（5）患者出现呼吸、心跳停止时，应立即采取胸外心脏按压、气管插管、简易呼吸器或人工呼吸机辅助呼吸等心肺复苏措施，并遵医嘱给予呼吸兴奋剂及强心剂等。

（6）头部放置冰袋或冰帽，以增强脑组织对缺氧的耐受性，防止脑水肿。

（7）患者病情好转，做好相应护理。

1）清洁口腔，整理床单，病情许可时更换床单及衣物。

2）安慰患者及家属，做好心理护理。

3）协助昏迷或偏瘫患者翻身，按摩皮肤受压处，保持肢体功能位。

4）向患者及家属说明脑疝的病因、诱因、临床表现，尽可能地避免脑疝的再次发生。

5）在抢救 6 h 内，据实准确地记录抢救过程。

【处理流程】

发生脑疝→通知医生→立即配合抢救→建立静脉通道(快速脱水、降颅内压)→吸氧、吸痰→严密观察病情→遵医嘱用药→心理护理→记录抢救过程。

十二、窒息(误吸)

【防范措施】

（1）评估患者误吸的高危因素，意识障碍，吞咽和咳嗽反射障碍，呕吐物有效排除障碍，鼻饲管脱出或食物反流，头颈部手术，气管插管或气管切开。

（2）对患者及家属进行预防误吸的健康教育。

1）患者呕吐时，应弯腰低头或头偏向一侧，及时清理呕吐物。

2）指导患者及家属选择合适的食物，进食速度宜慢，进食过程中避免谈笑、责骂、哭泣等情绪波动。

（3）对可能误吸的高危患者采取相应措施。

1）床旁备抽吸等急救装置。

2）对意识、吞咽障碍等患者，护士应协助喂食，或遵医嘱管饲流食，注意妥善固定管道，防止移位脱出。

3）对不能自行排痰的患者，及时抽吸口鼻、呼吸道分泌物和痰液，保持呼吸道通畅。

【处理措施】

（1）患者发生窒息时，护士须立即采取解除窒息的措施，同时迅速报告医生，查找窒息原因。

（2）针对窒息的原因采取相应的抢救措施。

1）误吸：意识尚清醒的患者可采用立位或坐位，抢救者站在患者背后双臂环抱患者，一手握拳，使拇指掌关节突出点顶住患者腹部正中线脐上部位，另一只手的手掌压在拳头上，连续快速向内、向上推压冲击6~10次（注意勿伤及肋骨）；对昏迷倒地的患者采用仰卧位，抢救者骑跨在患者腹部，按上法推压冲击脐上部位，通过冲击上腹部，突然增大腹内压力，抬高膈肌，使呼吸道瞬间压力迅速加大，肺内空气被迫排出的同时使阻塞气管的食物上移并被驱出。如果无效，隔几秒后，可重复操作一次。

2）幼儿喉部异物：迅速抓住幼儿双脚将其倒提，同时用空心掌击拍背部。

3）咯血导致的窒息：立即有效清除呼吸道阻塞，清除呼吸道内的血液，保持呼吸道通畅。

（3）保持呼吸通畅，对痰液堵塞导致呼吸困难者，应立即予以吸痰，必要时行气管内插管、气切术或呼吸机辅助呼吸。

（4）监测患者病情变化，出现意识丧失、呼吸心跳停止时，立即进行心肺脑复苏抢救。

（5）做好记录并详细交接班。

（6）呈报护理安全不良事件。

【处理流程】

发生窒息→头偏向一侧→立即清理呼吸道、保持呼吸道通畅，吸氧、同时报告医生→进行对症处理→监测病情→护理记录→交接病情→呈报护理安全不良事件。

十三、癫痫发作

【防范措施】

（1）将患者安放在床头及护栏有软垫保护的病床上。

（2）详细询问患者病史，了解患者的发作形式、发作频率及持续时间。

（3）询问患者是否接受过正规抗癫痫药物治疗，了解用药情况，嘱咐患者及家属如无医嘱不得随意停药、减药及更换药物。

（4）针对癫痫可能发作的属性，应对患者及家属进行治疗知识、护理安全、生活方式、服药指导、饮食指导等健康宣教。

（5）可能对患者造成伤害的物品要远离。

（6）床旁备口咽通气管、吸引器、吸氧装置、心电监护仪等急救设备。

【应急措施】

（1）一旦发生癫痫发作，协助患者平躺，迅速解开其衣领、衣扣，并使其头偏向一侧，保持呼吸道通畅，报告医生，必要时插管或气切。

（2）对抽搐肢体不能强行按压，以防骨折、脱臼。

（3）遵医嘱立即注射强有效、足量的抗癫痫药物，力求一次给药即控制发作。通常予以苯巴比妥钠 200 mg(5~15 mg/kg) 肌内注射，或地西泮 10~20 mg 缓慢静注，无效时 10~20 min 后可再次重复。

（4）予以高流量吸氧，必要时气管插管或气管切切。

（5）建立静脉通道，如出现癫痫持续状态时，遵医嘱用氯硝西泮 1~4 mg 加入 5% 葡萄糖注射液中持续静脉滴注，或用丙戊酸钠 25 mg/kg 负荷量静脉滴注，速度为 3~6 mg/(kg·min)，然后以 1 mg/(kg·h) 维持，待癫痫控制 48 h 后改口服抗癫痫药。

（6）无效时，请麻醉科会诊做全身麻醉。

（7）发作难控制时，应插胃管排空胃内容物，防止呕吐物误吸入气管，并固定胃管以防滑脱进入气道。

（8）密切观察生命体征、神志、瞳孔、肢体活动及癫痫发作形式、持续时间等情况，并详细做好记录。

（9）处理脑水肿，预防脑疝，纠正酸中毒，积极做好术前准备，以备急诊手术。

【处理流程】

发生癫痫发作→保持患者呼吸道通畅，报告医生→医嘱肌注苯巴比妥钠或静注地西泮→吸氧→建立静脉通道(抗癫痫药、脱水降压药)、控制癫痫持续状态→根据情况是否请麻醉科做全麻→插胃管→密切观察病情并认真做好记录→积极做好术前准备。

十四、急性颅内压增高

【防范措施】

（1）抬高床头 30° 左右，使患者头颈部不要过伸或过屈，以利于颅内静脉回流。

（2）保持病房安静，检查和治疗尽量集中进行，护理时动作轻柔，以免患者情绪激动，使血压升高，加重颅内增高。

（3）保持呼吸道通畅，避免胸部受压。不要剧烈咳嗽，如感冒应及时治疗。

（4）保持大便通畅，养成定时排便的习惯，多吃蔬菜水果，不要用力排便，以免腹腔胸腔内压骤然增高引起颅内压增高。排便困难时，可服导泻药，防止便秘。

（5）患者躁动不安时，要查明原因，对症处理，勿轻率给予镇静剂，以免影响观察病情。也不可强加约束，避免因过分挣扎而使颅内压升高，应加床栏保护，以防坠床和抓伤。

（6）尽早去除引起颅内压增高的病因。给予抗生素，改善循环，增加通气功能，排出潴留的 CO_2；颅内占位性病变者须进行手术治疗，癫痫患者要按时服用抗癫痫药物等。

（7）严密观察病情变化，监测生命体征、瞳孔、肌张力、意识状态等，如突然出现头痛、呕吐、手脚乏力、神志模糊或昏迷不醒，应警惕颅内压增高，立即通知医生，并配合抢救。

【应急措施】

（1）立即报告医生，并配合抢救。

（2）严格卧床休息，保持安静，头部抬高 30°，以利头部血液回流，降低颅内压。有脑疝前驱症状时,以平卧位或头部稍低为宜,以防脑疝发生。

(3)保持呼吸道通畅,及时清除呼吸道分泌物,并根据病情选择不同方式给予氧气吸入,可减轻脑水肿,同时防止发生高碳酸血症或低氧血症,每4 h测血气分析一次。备好吸痰器、气管插管包和呼吸机,必要时人工辅助通气。

(4)建立静脉通道,遵医嘱正确应用脱水剂、利尿剂和镇静剂等药物,以减轻脑水肿,降低颅内压。应用脱水剂时,应注意补充白蛋白、血浆,以维持血浆胶体渗透压;使用镇静剂时滴速宜慢,以免发生呼吸抑制;补液时注意入量要略少于出量。注意观察疗效及不良反应。

(5)必要时采取亚低温疗法。遵医嘱给予人工冬眠及物理降温,使体温控制在33~34 ℃,以降低脑细胞的耗氧量及代谢率,提高对氧气的耐受性,降低脑血流量,减轻脑水肿。

(6)协助医生积极寻找引起急性颅内高压的病因。

(7)严密观察病情变化,如生命体征、瞳孔、肌张力、意识状态等,若发生病情变化,立即通知医生,及时处理。同时应监测血气、电解质,以免体温过高、缺氧、CO_2 潴留、酸中毒等使脑水肿加重的因素。

(8)保持环境安静,稳定患者情绪,避免激动使血压升高,躁动者予加护栏防止外伤。

(9)安抚患者及家属,取得其合作,做好相应的保健指导。

(10)在抢救结束后6 h内,准确书写抢救记录。

【处理流程】

发生急性颅内压增高→报告医生→取合适体位,保持呼吸道通畅,吸氧→建立静脉通道→遵医嘱使用脱水剂等→必要时使用亚低温疗法→积极寻找病因→密切观察病情变化→保持安静,减少刺激→安抚患者及家属→记录。

十五、职业暴露/锐器伤

【防范措施】

(1)加强安全防护培训,增强护理人员自我防护意识。

(2)提供安全有效的防护用品。

(3)建立医院职业暴露报告系统,采取有效措施,减少发生医院感染的危险。

【应急措施】

(1)立即进行伤口冲洗与消毒,不慎被锐器刺伤后立即用流水或肥皂水冲洗伤口,生理盐水冲洗黏膜,自伤口近心端向远心端挤出血液,再用消毒液(如0.5%聚维酮碘或75%乙醇溶液)消毒伤口。

(2)及时上报医院感染管理科和预防保健办。

(3)疑被乙型、丙型肝炎阳性患者血液或体液污染的锐器刺伤后,在24 h内抽查血清乙肝、丙肝抗体,并注射高价免疫球蛋白,按1、3、6个月接种疫苗。

（4）疑被 HIV 阳性患者血液或体液污染的锐器刺伤时，在 24 h 内查 HIV 抗体，根据医院感染管理科和保健科的建议实施预防性用药方案。

（5）根据不同暴露进行不同时间的追踪随访。

（6）呈报医疗护理安全不良事件。

【处理流程】

发生血液体液暴露→立即冲洗消毒伤口→及时上报感染控制与预防保健部门→抽血进行病毒抗体检测→根据情况实行紧急及预防性用药→配合追踪随访→呈报医疗护理安全不良事件。

十六、血管活性药物外渗

【防范措施】

（1）加强护理人员的培训：进行药物用药护理相关知识讲解，提高静脉穿刺技术。

（2）血管的评估和选择：为确保用药安全要选择近心端、管腔大、回流畅易固定的静脉给药，合理选择血管。

（3）静脉通道的建立：输注血管活性药物时，必须先用 0.9% 氯化钠注射液建立静脉通道，确定穿刺成功后，再输注药物。建立两条静脉通道交替输液，避免在同一条静脉多次重复穿刺或长时间输液。

（4）正确的固定方法：不用纱布或贴膜覆盖整个针头的置针部位，以便观察穿刺部位。

（5）护理知识的宣教：输液前及时告知患者药液外渗后导致的后果，提高患者自我观察、发现药液外渗的意识。

（6）严密观察：随时检查回血情况，观察穿刺部位有无红肿疼痛。

【应急措施】

（1）发现药物外渗立即停止输液，可保留针头接注射器，回抽漏于皮下的药液，然后拔除针头，及时报告值班医生及护士长。

（2）评估发生药物外渗的部位、面积、外渗药物的量，皮肤颜色、温度、疼痛的性质和程度。

（3）根据外渗药物的性质、种类、刺激强度，给予适当的处理并记录过程。

（4）外渗 24 h 内可用冰袋局部冷敷，冷敷期间应加强观察皮肤颜色变化，防止冻伤。

（5）酚妥拉明 10 mg+0.9% 氯化钠注射液 10~15 mL 局部环封以扩张血管，改善局部血液循环，减轻局部缺血缺氧。

（6）轻度外渗（面积≤5 cm²），局部环封 1~2 次（两次间隔 6~8 h）；重度外渗（≥5 cm²，甚至超过关节），第一天局部环封 2~3 次，第二天局部环封 1~2 次，以后酌情处理。

（7）避免患者局部受压，外涂喜疗妥，外渗局部肿胀严重的可用 50% 硫酸镁湿敷并与喜疗妥交替使用。

（8）抬高患肢，促进局部血液循环，减轻局部水肿，外渗部位未痊愈前，禁止在外渗区域及远心端再行各种穿刺。

（9）密切观察外渗部位皮肤颜色、温度、疼痛的性质，如发生溃疡、坏死，应通知医务人员给予外科清创，换药等处理。

（10）安慰患者，做好心理疏导。

【处理流程】

发生药物外渗→立即停止药物输注→报告医生、护士长→评估外渗部位、面积、药液量→湿敷→局部皮下环封→抬高患肢→记录处理过程→严密观察局部皮肤颜色、温度→破溃、感染时应换药处理→加强心理安慰。

十七、危急值报告

【防范措施】

（1）正确留取标本，保证标本质量。
（2）组织学习报告制度。
（3）病区设立《危急值项目接收与报告登记本》。
（4）保持网络及通信通畅。

【应急措施】

（1）接收任何辅助检查科室的危急值报告，准确做好书面记录并签名。
（2）报告医生。
（3）根据危急值的情况评估患者病情。
（4）及时执行医嘱，观察患者病情变化。
（5）做好相关记录和交接班。

【处理流程】

接到危急值报告→立即登记→报告医生→正确执行医嘱→密切观察病情→记录。

十八、急性呼吸衰竭

【防范措施】

（1）提高机体免疫力：加强营养，生活规律，睡眠充足，增强体质。
（2）预防感冒：避免接触传染源，避免感染，开窗通风，保持室内空气流通。
（3）防治原发病，去除诱因：预防并及时控制呼吸道感染等诱因是减少发生急性呼吸衰竭的重要措施。

（4）保持呼吸道通畅：遵医嘱应用物理方法或药物治疗，清除气道内容物或分泌物，解除支气管痉挛，减轻气道黏膜水肿。常用的物理方法有叩背、有效咳嗽、雾化吸入、体位引流和吸痰等，必要时进行气管插管或气管切开，建立人工气道。

（5）改善缺氧：合理给氧，防止低氧血症和 CO_2 潴留。

（6）密切观察生命体征、SpO_2、神志、瞳孔等变化，对于高危患者同时监测血气及电解质。发现患者发绀、烦躁、皮肤潮红、呼吸困难、呼吸节律和频率发生改变等异常表现时，应立即通知医生，并配合抢救。

【应急措施】

（1）立即通知医生，并配合抢救。

（2）保持呼吸道通畅：利用叩背、有效咳嗽、雾化吸入、体位引流和吸痰等物理方法，清理呼吸道分泌物，保持呼吸道通畅，是纠正缺氧和 CO_2 潴留最重要的措施。

（3）合理给氧。

1）通常氧浓度不超过 35%，严重缺氧、紧急抢救时，可给予高浓度氧或纯氧，但持续时间不超过 6 h。

2）氧疗期应定期监测血气，判断呼吸衰竭的程度及分型，密切观察治疗反应，及时调整氧浓度和治疗，一般要求 PaO_2 保持在 65~85 mmHg。

（4）建立静脉通道，遵医嘱使用支气管扩张剂、肾上腺皮质激素、呼吸兴奋剂、强心剂等药物，以维持患者脑、心、肾等重要脏器的功能及纠正水电解质和酸碱平衡紊乱，注意观察药物疗效及不良反应。

（5）备好急救用物和呼吸机，必要时使用无创呼吸机，或建立人工气道进行机械通气治疗。

（6）协助医生寻找引起急性呼吸衰竭的原因，应针对原发病和诱因进行有效的治疗。

（7）密切观察病情变化，包括缺氧改善情况、呼吸频率、节律、类型、心率、血压、神志、SpO_2 等，同时监测血气、电解质和出入水量，发现异常报告医生，及时处理。

（8）稳定患者及家属情绪，取得其合作，并做好相应指导。

（9）在抢救结束后 6 h 内，准确书写抢救记录。

【处理流程】

发生急性呼吸衰竭→报告医生→保持呼吸道通畅，合理给氧→建立静脉通道→遵医嘱使用支气管扩张剂、呼吸兴奋剂等药物→必要时使用呼吸机→积极寻找病因→密切观察病情变化→保持安静，减少刺激→安抚患者及家属→记录。

十九、输血反应

【防范措施】

（1）组织学习，增强安全输血意识。

（2）设立相关输血管理委员会，负责临床合理用血的规范管理和技术指导。

（3）规范输血科的建设标准，确保血液储存的安全性。

（4）加强临床沟通，规范输血申请单的书写。

（5）加强直接参与输血的护理人员的"三查十二对"培训，学习输血不良反应的判断标准及处理措施，并进行输血反应—溶血反应应急处理的演练。

【应急措施】

（1）一旦发生输血反应，立即停止输血，更换输液管，改换0.9%氯化钠注射液，保持静脉通道的通畅。

（2）立即报告医生并遵医嘱给药。

（3）判断反应类型，采取措施。

1）发热反应：应立即中止输血，寒战时予保温，发热则予退热处理。

2）过敏反应：轻者减慢输血速度或暂停输血，口服抗过敏药。重者立即停止输血，更换输血管，并改用0.9%氯化钠注射液维持静脉通道。视反应轻重予异丙嗪25 mg肌注、地塞米松5~10 mg静脉注射或0.1%肾上腺素0.5~1 mg皮下注射。氧气吸入2~4 L/min，有喉头水肿者做气管插管，必要时气管切开。

3）溶血反应：立即终止输血。严密监测患者生命体征、肝肾功能和凝血功能，防止休克、弥散性血管内凝血（disseminated intravascular coagulation，DIC）、急性肾衰竭。迅速输注晶体溶液扩容，应用小剂量多巴胺扩张肾血管。静脉注射利尿剂，碱化尿液。应用肾上腺皮质激素治疗并注意预防胃黏膜损伤。适时再次进行同型血液输注。

（4）密切观察病情，包括呼吸、脉搏、血压、神志和尿量等变化，并认真做好记录。

（5）填写输血反应报告卡，上报输血科。保留血袋，采集患者血样及血袋剩余的血液送输血科检测分析。疑为急性溶血性输血反应者留取输血反应后第一次尿样送检验科检测。

（6）做好患者和家属的安慰工作，有异议时，立即按有关程序对血液及输血器具进行封存。

【处理流程】

发生输血反应→立即停止输血→更换输液管→改换0.9%氯化钠注射液→报告医生遵医嘱给药→防止休克、DIC、急性肾功能衰竭→严密观察并做好记录→填写输血反应报告卡→上报输血科→怀疑严重反应时→保留血袋→抽取患者血样→送输血科。

二十、急性心肌梗死

【防范措施】

（1）冠心病患者应遵医嘱服用药物。

（2）注意保暖，防止诱发冠状动脉痉挛。

（3）急性期患者绝对卧床休息，忌过度运动和长时间洗澡，避免过度疲劳加重心肌缺氧。

【应急措施】

（1）立即协助患者取舒适卧位，通知医生。

（2）吸氧：4~6 L/min。

（3）予以心电监护，做心电图。

（4）迅速建立静脉通道，输液速度宜慢，剧烈疼痛、烦躁不安者，遵医嘱使用吗啡或哌替啶，监测体温、脉搏、呼吸、血压。

（5）准备抢救药品及抢救用物。

（6）发病6 h内，行尿激酶静脉溶栓治疗，做好溶栓前的准备工作，常规化验大小便、出凝血时间、血常规、凝血酶原时间、心肌酶，并做全导联心电图。

（7）溶栓后定期做心电图，抽血查心肌酶，观察皮肤黏膜有无出血倾向。

（8）注意观察有无心力衰竭、心源性休克、急性肺水肿的表现，观察心率、呼吸、尿量的变化，严格记录出入液量。

（9）持续心电监护，监测心电图等变化。快速性心律失常者可用利多卡因；缓慢性心律失常可用阿托品；二度或三度房室传导阻滞可用异丙肾上腺素或安装临时起搏器治疗；突发室颤者尽快非同步电除颤。

（10）绝对卧床休息1周，保持情绪稳定，减少探视，低脂饮食，少量多餐，保持大便通畅。

（11）做好相关护理记录。

【处理流程】

发生急性心肌梗死→使患者取平卧位→报告医生→吸氧→心电监护监测生命体征→建立静脉通道→备好抢救药品及用物→溶栓治疗→密切观察病情变化→健康指导→做好记录。

二十一、用药错误

【防范措施】

（1）提高护理人员职业道德素质，加强对患者的健康教育。

（2）所有用药必须有医生开具的书面医嘱，执行过程中要加强与医药人员的沟通。

（3）严格执行查对制度，确保药物质量、用药剂量、浓度准确无误。

（4）保证药物的正确使用。

（5）严格执行交接班制度。

（6）加强重点人群的管理。

（7）建立用药错误应急预案。

【应急措施】

（1）立即停止用药，静脉用药者保留静脉通道，改换其他液体和输液器，保留可疑药物及相关用物。患者家属有异议时，立即按有关程序对药物、输液器具进行封存。

（2）迅速评估病情，报告值班医生。医生根据情况，报告科主任。

（3）及时遵医嘱治疗，使患者的损害降低到最低程度。情况严重者就地抢救。口服用药者，必要时清除胃内容物。

（4）向患者及家属给予必要的解释，稳定其情绪，使其积极配合治疗。

（5）密切观察患者病情变化，及时与医生沟通。

（6）按护理安全不良事件程序报告护理部。

（7）完善记录。

【处理流程】

发生用药错误→立即停止用药→更换液体和输液器→保留输液器和药物→迅速评估病情，报告医生→向患者解释和沟通→遵医嘱处理和救治→观察病情→呈报护理安全不良事件→记录。

二十二、糖尿病患者发生低血糖

【防范措施】

（1）养成良好的生活习惯，不空腹饮酒或酗酒、不做剧烈运动，进食规律。

（2）严格遵医嘱合理使用降糖药，不随意增减和更换种类。

（3）严密监测血糖，特别是睡前血糖以防夜间低血糖，防止无症状低血糖。

（4）加强健康教育，使患者和家属了解低血糖诱因、临床表现及应急措施。

（5）随身携带饼干、糖果等食物和身份识别卡，以便发生低血糖时急用。

（6）定期门诊复查。

【应急措施】

（1）一旦发生，立即监测血糖。

1）清醒患者，嘱其进食 15~20 g 含糖高的食物，15 min 后复测血糖，血糖仍≤3.9 mmol/L 时再服糖一次。

2）意识障碍患者静脉推注 50% 葡萄糖注射液 20 mL 或胰高血糖素 0.5~1 mg 肌注。15 min 后复测血糖，血糖仍≤3.0 mmol/L，静脉推注 50% 葡萄糖注射液 60 mL。

3）血糖仍未纠正，予 5% 或 10% 葡萄糖注射液静脉滴注，加强血糖监测。

（2）若发生脑水肿可给予静脉滴注 20% 甘露醇注射液。

（3）密切监测血糖及观察病情，包括呼吸、脉搏、血压、神志等变化，并认真做好记录。

（4）安抚患者及家属，指导低血糖相关知识。

【处理流程】

糖尿病患者发生低血糖→监测血糖→通知医生→意识清楚者进食碳水化合物 15～20 g，意识障碍者静推 50% 葡萄糖注射液 20 mL→每 15 min 复测血糖→血糖未升，继续口服或静脉补糖直至症状改善→若并发脑水肿可静脉输注 20% 甘露醇注射液→密切观察病情变化→认真做好记录→安抚患者及家属→健康教育。

二十三、酮症酸中毒

【防范措施】

（1）告知患者饮食和运动治疗原则、要求及重要性。

（2）严格遵医嘱合理使用降糖药，不随意增减用量。

（3）避免劳累、精神刺激等诱发因素，保持生活规律，情绪稳定，戒除烟酒，预防感冒和其他感染。

（4）掌握血糖、尿糖的监测技术，了解其结果评价。

（5）加强健康教育，使患者及家属了解糖尿病酮症酸中毒的诱因、临床表现及应急措施。

（6）定期门诊复查。

【应急措施】

（1）通知医生查看患者，建立两条以上静脉通道，必要时予以心电监护、吸氧，密切观察生命体征及神志变化，记录 24 h 出入水量。昏迷患者头偏一侧，保持呼吸道通畅。

（2）遵医嘱正确采集血糖、血酮、血尿素氮、电解质及血气分析等各项标本，及时送检。

（3）积极补液，补液速度先快后慢。在入院 2 h 内输入 1000～2000 mL 液体，补充血容量。以后输液量和速度根据血压、心率、尿量而定。2～6 h 输入 1000～2000 mL 液体。第一个 24 h 输液总量为 4000～5000 mL，严重失水者为 6000～8000 mL。当血糖降至 13.9 mmol/L 左右时，改输 5% 葡萄糖注射液或 5% 葡萄糖氯化钠注射液，并在液体中加入短效胰岛素；对年老或伴有心力衰竭的患者，应注意输液速度及量，轻型患者鼓励多饮水。

（4）胰岛素应用：静脉滴注 0.9% 氯化钠注射液并加入短效胰岛素，剂量按 0.1 U/（h·kg），持续滴注，每 2h 测血糖一次，调节胰岛素的量。血糖下降速度一般为每小时 3.9～6.1 mmol/L，血糖低于 13.9 mmol/L 时，改 5% 葡萄糖注射液或 5% 葡萄糖氯化钠注射液并加短效胰岛素，持续静脉滴注，直至酮体消失。

（5）纠正水、电解质酸碱平衡失调，如尿量>40 mL/h，血钾及肾功能正常，可在输注时同时补钾；如尿量<30 mL/h，血钾高于正常可暂缓补钾，待尿量增加，血钾不高时再补钾。补钾量和速度根据血钾水平、尿量和心电图调整，一般轻、中度酸中毒在补液和胰岛

素治疗后,酸中毒可逐渐被纠正。当血 pH<7.1 或 CO_2 结合力<6.7 mmol/L 时给予小剂量碳酸氢钠,补碱后及时查动脉血气分析。

(6)一般护理。

1)昏迷患者按昏迷常规护理,加强生活护理。

2)加强口腔、皮肤、会阴护理,预防口腔感染和压力性损伤的发生。

3)饮食治疗强调定时、定量,根据患者的性别、年龄、身高、每日体力活动量确定饮食量,合理搭配碳水化合物、蛋白质、脂肪,限制饮酒。

【处理流程】

发生酮症酸中毒→通知医生,做好准备工作(建立静脉通道、吸氧、心电监护),观察病情→及时采集各种标本(血糖、血酮、血常规、电解质及血气分析)→积极补液→予以胰岛素治疗,监测血糖→纠正电解质紊乱→积极治疗诱因及伴随症状→加强基础护理→做好患者及家属的心理指导。

二十四、非酮症高渗性昏迷

【防范措施】

(1)做好健康教育,使患者及家属了解危害性及控制血糖的意义,积极配合治疗。

(2)保持生活规律,注意保暖,保持全身皮肤及局部的清洁卫生,避免过度疲劳、感冒、感染等诱发因素。

(3)保持良好心态,情绪稳定,避免精神紧张。

(4)坚持正规治疗,遵医嘱用药,同时注意观察药物作用、不良反应。

(5)避免摄入过多的糖,如病情需要输注葡萄糖者,须严格监测血糖,予以补充胰岛素。

(6)密切观察病情,若症状加重,出现精神神经症状或皮肤干燥、弹性减退等脱水征象,应警惕本病的发生。

(7)指导患者定期监测血糖、门诊复查。

【应急措施】

(1)通知医生,建立两条以上静脉通道,必要时备心电监护、吸氧,密切观察生命体征及神志变化、尿色和 24 h 出入水量。若为昏迷患者则头偏一侧,保持呼吸道通畅,给予吸氧、插导尿管,记录 24 h 出入水量。

(2)正确采集血糖、血酮、血尿素氮、电解质及血气标本,及时送检。

(3)积极补液:先补等渗溶液,补液速度遵循先快后慢原则,总量的 1/3 应在 4 h 内输入,其余应在 12~24 h 内输入完。如治疗前已出现休克,宜先静脉滴注 0.9%氯化钠注射液和胶体溶液,尽快纠正休克。如无休克,血浆渗透压>350 mOsm/(kg·H_2O),血钠>155 mmol/L,改为静脉滴注一定量的低渗溶液(0.45%~0.6%氯化钠溶液),及时监测血浆渗透压，根据血浆渗透压值调整补液的速度，当血糖降至 16.7 mmol/L，则改输 5% 葡萄糖注射液并适当加入胰岛素。若患者尿液粉红则提示可能发生溶血，应停止输入低渗溶液并对症处理；若出现咳嗽、呼吸困难、烦躁不安、脉搏加快，特别是在昏迷好转后出现，则提示输液过量，应减慢输液速度。对有心肺疾病、老年者，输液速度不宜过快，可经口、鼻饲生理盐水或温开水，以减少静脉输液量。

（4）胰岛素治疗：积极监测血糖，开始一般采用小剂量速效胰岛素静脉持续滴注，以 4~8 IU/h 持续静脉滴注，每 1~2 h 监测血糖，调整胰岛素，使血糖缓慢下降，以免引起脑水肿。

（5）纠正电解质紊乱：患者有尿时，应积极补钾盐，如有高血钾者，补液后 2~4 h 再补钾；如钾正常或降低者，治疗时开始补钾。将 10%KCl 20~30 mL 加入 0.9%氯化钠注射液 1000 mL 静脉滴注，每 4~6 h 监测钾，调整治疗。如能口服，可口服补充钾盐，若有低血钙、低血镁，应适当给予葡萄糖酸钙、硫酸镁。

（6）积极治疗诱因及伴随症状：适当使用抗生素预防和治疗感染，纠正休克，预防心力衰竭、肾衰竭、脑水肿的发生，同时观察是否出现由脱水、血液浓缩等引起的动静脉栓塞症状。

（7）加强基础护理：昏迷的患者需加强口腔、皮肤护理，预防感染和压力损伤的发生。

（8）做好患者及家属的心理指导，告知其疾病的相关知识，鼓励患者积极配合治疗，保持情绪稳定。

【处理流程】

发生非酮症高渗性昏迷→通知医生，做好准备（建立静脉通道、吸氧、心电监测），观察病情→及时采集各种标本（血糖、血尿素氮、血常规、电解质及血气分析）→积极补液→予以胰岛素治疗，积极监测血糖→纠正电解质紊乱→积极治疗诱因及伴随症状→加强基础护理→做好患者及家属的心理指导。

第八章

评估工具的使用

一、压力性损伤风险评估表

(一)评估要求

(1)所有新入院、转科患者应于24 h内按照"压力性损伤风险评估表"(表8-1)进行评估,评估得分记入护理记录单。

表8-1 压力性损伤风险评估表

危险因素	分数					总分
	1分	2分	3分	4分	得分	
感觉能力:对压力导致的不适感觉能力	完全受损	非常受损	轻度受损	无受损		
潮湿:皮肤潮湿的程度	持续潮湿	经常潮湿	偶尔潮湿	很少潮湿		
活动:身体的活动程度	卧床不起	局限于椅	偶尔行走	经常行走		
移动:改变和控制体位的能力	完全不动	非常受限	轻度受限	不受限		
营养:日常的摄食情况	非常缺乏	可能缺乏	营养充足	营养丰富		
摩擦力和剪切力	有问题	潜在问题	无明显问题			

注:本表参考 Braden 评估表,总分为6~23分,得分越低,说明发生压力性损伤的危险性越高。18分是发生压力性损伤危险的临界值,15~18分提示轻度危险;13~14分提示中度危险;10~12分提示高度危险;9分及以下提示极度危险。

(2)根据危险程度不同进行继续评估,并积极采取相应的防护措施。

1)轻度危险(15~18分),后续评估1次/周。

2)中度危险(13~14分),后续评估2次/周。

3)高度危险(10~12分)/极度危险(≤9分),后续评估至少1次/d。对于高度以上危险(≤12分)患者,填报"住院患者高危压力性损伤呈报表"。

4)如已发生压力性损伤(包括入院时已存在、住院期间发生),填报"住院患者压力性损伤呈报表"。

（3）患者发生病情变化后（血管性、神经性改变）2 h 内评估；全身麻醉术后患者回病区交接时，责任护士进行评估。

(二)防护措施

（1）正确使用预防压力性损伤的器具，如软枕头、气垫床、水胶体、减压贴等。

（2）翻身 Q2h/次，避免局部受压，填写翻身卡。

（3）保持床单位平整、干燥，无渣屑。

（4）保持皮肤清洁与干燥。

（5）护理操作时动作轻柔，避免推、拉、拖、拽患者。

（6）加强全身营养。

（7）给予心理支持及健康指导，告知患者及家属相关注意事项，给予警示标识或语言警示，取得患者及家属的配合。

（8）严格执行交接班制度，根据压力性损伤危险程度做好评估及记录。

二、跌倒坠床风险评估表

(一)评分要求

（1）新入院、转科患者 24 h 内按照"跌倒坠床风险评估表"（表 8-2）进行评估，评估得分计入护理记录。

表 8-2　跌倒坠床风险评估表

危险因子(可多选)	得分
最近一年曾有不明原因跌倒经历	
意识障碍	
视力障碍(单盲、双盲、弱视、白内障、青光眼、眼底病、复视等)	
活动障碍、肢体偏瘫	
年龄(≥65 岁)	
体能虚弱(生活能部分自理,白天过半时间要卧床或座椅)	
头晕、眩晕、直立性低血压	
服用影响意识或活动的药物: □ 散瞳剂　□ 镇静安眠剂　□ 降压利尿剂　□ 镇痉抗癫剂　□ 麻醉止痛剂	
住院中无家人或其他人员陪伴	
总得分	

注：本表评估得分为 0~14 分，得分越高，危险性越大，得分越低，危险性越小。选"活动障碍、肢体偏瘫""体能虚弱"条目，得分为 3 分；选"头晕、眩晕、直立性低血压"得分为 2 分；"服用影响意识或活动的药物"条目中药物可多选，得分为 1 分。

(2)评估得分≥4分，提示患者存在跌倒坠床的高度危险，必须给予警示标识或语言警示，告知患者及家属相关注意事项，执行相关防护措施，做好必要的护理记录。

(3)评估得分≥4分者，评估1次/周；病情变化(意识、肢体活动改变)时随时评估。

(二)防护措施

(1)悬挂预防跌倒标识，做好交接班。

(2)保持地面无水渍、无障碍物，病房及活动区域灯光充足。

(3)告知并指导患者及家属预防跌倒，学会使用床头灯及呼叫器，日常用物放于方便可取之处，注意穿防滑鞋。

(4)使用床栏，必要时可进行约束等。

三、日常生活能力评定 Barthel 指数量表

(一)评定内容

根据患者实际情况，在每个项目相应的得分上划"√"。

(1)进食。

　　□ 10分,完全独立　　□ 5分,需部分帮助　　□ 0分,需极大帮助

(2)洗澡。

　　□ 5分,完全独立　　□ 0分,需部分帮助

(3)修饰。

　　□ 5分,完全独立　　□ 0分,需部分帮助

(4)穿衣。

　　□ 10分,完全独立　　□ 5分,需部分帮助　　□ 0分,需极大帮助

(5)控制大便。

　　□ 10分,完全独立　　□ 5分,需部分帮助　　□ 0分,需极大帮助

(6)控制小便。

　　□ 10分,完全独立　　□ 5分,需部分帮助　　□ 0分,需极大帮助

(7)上厕所。

　　□ 10分,完全独立　　□ 5分,需部分帮助　　□ 0分,需极大帮助

(8)床椅转移。

　　□ 15分,完全独立　　□ 10分,需部分帮助　　□ 5分,需极大帮助　　□ 0分,完全依赖

(9)平地行走。

　　□ 15分,完全独立　　□ 10分,需部分帮助　　□ 5分,需极大帮助　　□ 0分,完全依赖

(10)上下楼梯。

　　□ 10分,完全独立　　□ 5分,需部分帮助　　□ 0分,需极大帮助

总分_____分。

（二）分级标准

1.总分

各项得分相加，满分为100分。

2.分级

0级：生活自理，100分，日常生活活动能力良好，不需要他人帮助。
1级：轻度功能障碍，61~99分，能独立完成部分日常活动，但需一定帮助。
2级：中度功能障碍，41~60分，需要极大帮助才能完成日常生活活动。
3级：重度功能障碍，≤40分，大部分日常生活活动不能完成或完全需人照料。

四、美国国立卫生研究院卒中量表

美国国立卫生研究院卒中量表用于急性脑卒中治疗研究评估神经功能缺失情况，在病情合理评估、个体化治疗、预测预后及正确的健康教育等方面有着重要的意义。此量表简洁、可信度高、准确性高，且具有共通性及低敏感度。其内容包括11项评估项目，分别为意识程度、回答问题的能力、遵从指令的能力、眼球运动、视野、面部肌力、上肢运动功能、下肢运动功能、肢体协调、感觉功能、语言、构音、感觉忽视。具体评分内容见表8-3。

表8-3　美国国立卫生研究院卒中量表

项目	评分标准	得分
1a.意识水平 即使不能全面评价(如气管插管、语言障碍、气管创伤及绷带包扎等)，检查者也必须选择1个反应。只在患者对有害刺激无反应时(不是反射)才能记录3分。	0分：清醒，反应灵敏 1分：嗜睡，轻微刺激能唤醒，可回答问题，执行指令 2分：昏睡或反应迟钝，需反复刺激、强烈或疼痛刺激才有非刻板的反应 3分：昏迷，仅有反射性活动或自发性反应或完全无反应、软瘫、无反射	
1b.意识水平提问 提问患者月份、年龄。仅对初次回答评分。失语和昏迷者不能理解问题记2分；因气管插管、气管创伤、严重构音障碍、语言障碍或其他任何原因不能完成者(非失语所致)记1分。可书面回答。	0分：两项均正确 1分：一项正确 2分：两项均不正确	
1c.意识水平指令 让患者睁闭眼或非瘫痪侧握拳松开。仅对最初反应评分，有明确努力但未完成的也给分。若对指令无反应，用动作示意，然后记录评分。对创伤、截肢或其他生理缺陷者，应予适当的指令。	0分：两项均正确 1分：一项正确 2分：两项均不正确	

续表 8-3

项目	评分标准	得分
2. 凝视 只测试水平眼球运动。对随意或反射性眼球运动记分。若眼球偏斜能被随意或反射性活动纠正,记1分。若为孤立的周围性眼肌麻痹记1分。对失语者,凝视是可以测试的。对眼球创伤、绷带包扎、盲人或有其他视力、视野障碍者,由检查者选择一种反射性运动来测试,确定眼球的联系,然后从一侧向另一侧运动,偶尔能发现部分性凝视麻痹。	0分:正常 1分:部分凝视麻痹(单眼或双眼凝视异常,但无强迫凝视或完全凝视麻痹) 2分:强迫凝视或完全凝视麻痹(不能被头眼反射克服)	
3. 视野 若能看到侧面的手指,记录正常;若单眼盲或眼球摘除,检查另一只眼。明确的非对称盲(包括象限盲),记1分。若全盲(任何原因)记3分。若濒临死亡记1分。	0分:无视野缺损 1分:部分偏盲 2分:完全偏盲 3分:双侧偏盲(包括皮质盲)	
4. 面瘫 语言指令或动作示意,要求患者示齿、扬眉和闭眼。对反应差或不能理解的患者,根据伤害性刺激时表情的对称性评分。有面部创伤或绷带、经口气管插管、胶带或其他物理障碍影响面部检查时,应尽可能避开。 打分的一个有用办法是,任何明确的上运动神经元面瘫记2分。记0分时,必须功能完全正常。两者之间的状况,包括鼻唇沟变浅,记1分。严重昏睡或昏迷的患者,双侧瘫痪的患者,单侧下运动神经元面部无力的患者,记3分。	0分:正常 1分:轻微(微笑时鼻唇沟变平、不对称) 2分:部分(下面部完全或几乎完全瘫痪) 3分:完全(单或双侧瘫痪,上下面部缺乏运动)	
5. 上肢运动 置肢体于合适的位置:坐位时上肢平举90°,仰卧时上抬45°,掌心向下,若上肢在10 s内下落,记1~4分。对失语的患者用语言或动作鼓励,不用有害刺激。评定者可以抬起患者的上肢到要求的位置,鼓励患者坚持。仅评定患侧。	上肢: 0分:无下落,置肢体于90°(或45°)坚持10 s 1分:能抬起但不能坚持10 s,下落时不撞击床或其他支持物 2分:试图抵抗重力,但不能维持坐位90°或仰位45° 3分:不能抵抗重力,肢体快速下落 4分:无运动	
6. 下肢运动 下肢卧位抬高30°,持续5 s。对失语的患者用语言或动作鼓励,不用有害刺激。评定者可以抬起患者的上肢到要求的位置,鼓励患者坚持。仅评定患侧。	下肢: 0分:无下落,于要求位置坚持5 s 1分:5 s末下落,不撞击床 2分:5 s内下落到床上,可部分抵抗重力 3分:立即下落到床上,不能抵抗重力 4分:无运动	

续表 8-3

项目	评分标准	得分
7. 肢体共济失调 目的是发现一侧小脑病变。检查时睁眼，若有视力障碍，应确保检查在无视野缺损中进行。进行双侧指鼻试验、跟、膝、胫试验，共济失调与无力明显不成比例时记分。若患者不能理解或肢体瘫痪不记分。盲人用伸展的上肢摸鼻。若为截肢或关节融合记9分，并解释。	0分：无共济失调 1分：一个肢体有 2分：两个肢体有	
8. 感觉 检查对针刺的感觉和表情，或意识障碍及失语者对有害刺激的躲避。只对与脑卒中有关的感觉缺失评分。偏身感觉丧失者需要精确检查，应测试身体多处［上肢（不包括手）、下肢、躯干、面部］确定有无偏身感觉缺失。严重或完全的感觉缺失记2分；昏睡或失语者记1或0分；脑干卒中双侧感觉缺失记2分；无反应或四肢瘫痪者记2分；昏迷患者（1a=3）记2分。	0分：正常 1分：轻—中度感觉障碍，（患者感觉针刺不尖锐或迟钝，或针刺感缺失但有触觉） 2分：重度—完全感觉缺失（面、上肢、下肢无触觉）	
9. 语言 命名、阅读测试。若视觉缺损干扰测试，可让患者识别放在手上的物品，重复和发音。气管插管者手写回答。昏迷者记3分。给恍惚或不合作者选择一个记分，但3分仅给不能说话且不能执行任何指令者。	0分：正常 1分：轻—中度失语，流利程度和理解能力部分下降，但表达无明显受限 2分：严重失语，交流是通过患者破碎的语言表达，听者须推理、询问、猜测，交流困难 3分：不能说话或者完全失语，无言语或听力理解能力	
10. 构音障碍 读或重复表上的单词。若有严重的失语，评估自发语言时发音的清晰度。若因气管插管或其他物理障碍不能讲话，记9分。同时注明原因。不要告诉患者为什么做测试。	0分：正常 1分：轻—中度，至少有些发音不清，虽有困难但能被理解 2分：言语不清，不能被理解，但无失语或与失语不成比例，或失音	
11. 忽视 若患者严重视觉缺失影响双侧视觉的同时检查，皮肤刺激正常，记为正常。若失语，但确实表现为对双侧的注意，记分正常。视空间忽视或疾病失认也可认为是异常的证据。	0分：正常 1分：视、触、听、空间觉或个人的忽视；或对一种感觉的双侧同时刺激忽视 2分：严重的偏侧忽视或一种以上的偏侧忽视；不认识自己的手；只能对一侧空间定位	
总得分		

注：各个项目计分有3~5个等级，评分范围为0~42分。分数越高，表示神经受损越严重。0~1分，表示正常或趋近于正常；1~4分，表示轻微中风；5~15分，表示中度中风；15~20分，表示中重度中风；20分以上，表示重度中风。

五、静脉血栓栓塞风险评估表

Caprini 静脉血栓栓塞症风险评估表是临床上最常用的静脉血栓栓塞(VTE)风险评估工具之一,适用人群为外科住院患者。

(一)评分内容

见表 8-4。

表 8-4　Caprini 静脉血栓栓塞症风险评估表

风险评估赋分	危险因素	得分
1 分/项	1. 年龄为 40~59 岁 2. 计划小手术 3. 近期大手术 4. 肥胖(BMI>30kg/m^2) 5. 卧床的内科患者 6. 炎症性肠病史 7. 下肢水肿 8. 静脉曲张 9. 严重的肺部疾病,含肺炎(1 个月内) 10. 肺功能异常(慢性阻塞性肺疾病) 11. 急性心肌梗死(1 个月内) 12. 充血性心力衰竭(1 个月内) 13. 败血症(1 个月内) 14. 输血(1 个月内) 15. 下肢石膏或肢具固定 16. 中心静脉置管 17. 其他高危因素 18. 口服避孕药或激素替代治疗 19. 妊娠期或产后(1 个月) 20. 原因不明的死胎史,复发性自然流产(≥3 次),由于毒血症或发育受限原因早产	
2 分/项	1. 年龄 60~74 岁 2. 大手术(<60 分钟)* 3. 腹腔镜手术(>60 分钟)* 4. 关节镜手术(>60 分钟)* 5. 既往恶性肿瘤 6. 肥胖(BMI>40kg/m^2)	

续表8-4

风险评估赋分	危险因素	得分
3分/项	1. 年龄≥75岁 2. 大手术持续2~3小时 3. 肥胖(BMI>50 kg/m²) 4. 浅静脉、深静脉血栓或肺栓塞病史 5. 血栓家族史 6. 现患恶性肿瘤或化疗 7. 肝素引起的血小板减少 8. 其他先天或后天血栓形成 9. 抗心磷脂抗体阳性 10. 凝血酶原20210A阳性 11. 狼疮抗凝物阳性 12. 因子VLeiden阳性 13.血清同型半胱氨酸酶升高	
5分/项	1. 脑卒中(1个月内) 2. 急性骨髓损伤(瘫痪)(1个月内) 3. 选择性下肢关节置换术 4. 髋关节、骨盆或下肢骨折 5. 多发性创伤(1个月内) 6. 大手术(超过3小时)*	

注: *, 只能选择一种手术因素。

(二) 预防方案

见表8-5。

表8-5 VTE的预防方案

风险因素	风险等级	推荐预防方案
0~1分	低危	早期活动
2分	中危	药物预防或物理预防
3~4分	高危	药物预防和(或)物理预防
5分	极高危	药物预防和物理预防

参考文献

[1] 贾建平，陈生弟.神经病学[M].8版.北京：人民卫生出版社，2020.

[2] 尤黎明，吴瑛.内科护理学[M].北京：人民卫生出版社，2017.

[3] 岳丽青，陶子荣，李育，等.神经内科专科护理[M].北京：化学工业出版社，2021.

[4] 汤晓芙.临床肌电图学[M].北京：北京医科大学中国协和医科大学联合出版社，2002.

[5] 吴江.神经病学[M].2版.北京：人民卫生出版社，2012.

[6] 李康丽，杨昂，曾淑妍，等.CICARE沟通模式联合细节护理及呼吸训练在心脏磁共振检查患者中的应用[J].护理实践与研究，2024，21(1)：153-158.

[7] 丁淑贞.神经内科临床护理[M].北京：中国协和医科大学出版社，2019.

[8] 杨逸凡，王文龙.神经内科常用药物的治疗进展[J].医学综述，2016，22(1)：102-106.

[9] 王琴，周昔红.护理操作技能规范化训练教程[M].长沙：中南大学出版社，2022.

[10] 陈丽丽.护理工作中的突发事件处理流程及应急预案研究[J].医学信息，2017，30(20)：144-145.

[11] 贾杰，周涛，厉秀云.脑出血意识障碍患者的护理干预[J].河北医药，2014，36(4)：633-635.

[12] 郑静静，余同英，严嘉瑶.认知障碍康复护理脑损伤的临床作用分析[J].中外医药，2023，146(5)：146-149.

[13] 常红，杨莘.神经科常见症状与体征护理[M].北京：中国人口出版社，2015.

[14] 韩宏伟.头痛护理精要[J].全科口腔医学电子杂志，2020，1(7)：124-125.

[15] 苏善英.紧张性头痛心理护理的进展分析[J].临床医药文献杂志，2018，28(5)：183-185.

[16] 张瑶.预见性护理干预对降低患者癫痫发作和意外伤害的效果分析[J].医学理论与实践，2019，32(3)：428-429.

[17] 陈莉，陈泓颖.早期护理干预对预防脑卒中后视觉障碍患者跌倒的作用[J].现代医药卫生，2017，23(33)：3578-3581.

[18] 代金芝，孙舒，刘平.脑卒中后构音障碍病人康复护理的研究进展[J].全科护理，2023，29(21)：4115-4118.

[19] 江雪英.早期康复与护理对脑卒中偏瘫患者肢体功能的影响[J].中国中医急症，2011，(9)：1541-1542.

[20] 唐志敏，胡桂贤，黄玉芳.脊髓小脑共济失调3型的临床特点与护理对策[J].护士进修杂志，2012，19(27)：1783-1784.

[21] 高明，刘永凤，王训.16例Wilson病并发舞蹈样不自主运动患者的临床护理研究[J].当代护士，2018，18(25)：57-58.

[22] 李静，张玉英.急性脊髓炎患者的观察与护理[J].世界最新医学信息文摘，2014，36(14)：425-426.

[23] 刘治津. 颅内压增高症患者的临床观察与护理[J]. 健康护理, 2019, 29(29): 181.

[24] 王萍, 张璐. 医院护理工作中的应急预案编制及实施效果评估[J]. 护理研究, 2010, 24(2): 153–154.

[25] 李娟, 杜丹丹. 神经内科常用药物的疗效及不良反应[J]. 中国药房, 2015, 26(7): 942–943.